dtv
premium

Roman Preist

Mein Leben in zwei Welten

Innenansichten einer Schizophrenie

Deutscher Taschenbuch Verlag

FSC
Mix
Produktgruppe aus vorbildlich
bewirtschafteten Wäldern und
anderen kontrollierten Herkünften

Zert.-Nr. GFA-COC-1298
www.fsc.org
© 1996 Forest Stewardship Council

Der Inhalt dieses Buches wurde auf einem nach den
Richtlinien des Forest Stewardship Council zertifizierten
Papier der Papierfabrik Munkedal gedruckt.

Originalausgabe
April 2008
Deutscher Taschenbuch Verlag GmbH & Co. KG,
München
www.dtv.de

Umschlagkonzept: Balk & Brumshagen
Umschlagbild: »Décalcomanie« (1966) von René Magritte
(VG Bild-Kunst, Bonn 2007/Art Resource, NY)
Satz: Greiner & Reichel, Köln
Gesetzt aus der Sabon 10,3/13
Druck und Bindung: Kösel, Krugzell
Gedruckt auf säurefreiem, chlorfrei gebleichtem Papier
Printed in Germany · ISBN 978-3-423-24657-6

Inhalt

Vorbemerkungen

Liebe Leser, darf ich Sie einladen? Einladen zu einer Reise in Gegenden des menschlichen Geistes, die teilweise so verbrannt und eintönig sind wie die Wüste im kalifornischen Death Valley. Doch manchmal blüht diese Landschaft auf. Im Frühjahr etwa gibt es ein paar Tage, in denen es in dieser Wüste kräftig regnet. Dann können Sie eine Blütenpracht erleben, die ihresgleichen sucht. So ähnlich geht es manchem Schizophrenen. Er erlebt kurze, blühende Momente der Psychose, in denen teilweise ein berauschendes Lebensgefühl vorherrscht, aber auch lange Phasen der Depression, die sich anfühlen wie der Kater nach einer durchzechten Nacht.

Dieses Buch soll ein Reiseführer sein in das Land jenseits dessen, was die meisten von uns »normal« nennen. Sie sollen Seiten des menschlichen Geistes kennenlernen, die Sie bisher noch nicht kannten. Wenn Sie sich ein Bild machen möchten davon, wie etwa ein Prozent der Bevölkerung – nämlich die, die man als »schizophren« bezeichnet – denkt und empfindet, dann sind Sie hier genau richtig. Genaugenommen kann ich nicht für dieses eine Prozent der Bevölkerung sprechen, aber ich kann von meinen eigenen Erlebnissen berichten. Ich kann Sie entführen in die Abgründe und Höhen meines Denkens und Fühlens. Denn ich bin einer von ihnen, ich bin schizophren.

Seit nunmehr dreizehn Jahren lebe ich mit dieser Krankheit, und sie ist für mich mittlerweile wie ein alter Bekannter – immerhin verbringen wir jede Minute miteinander. Ich habe Episoden mehr oder weniger schwerer Anfälle hinter mich gebracht, und ich kann Ihnen zeigen, wie die Schizophrenie ein angenehmes, weitgehend positives Leben nach und nach zerstört.

Vor dem Beginn meiner Krankheit war ich ein vielversprechender junger Naturwissenschaftler, der am Beginn einer steilen Karriere stand. Ich habe in den angesehensten Fachzeitschriften veröffentlicht und mit renommierten Wissenschaftlern zusammengearbeitet. Doch dann kam sie, die Krankheit, und sie hat mein Leben zunächst ruiniert. Ich bin von Zügen gesprungen, vor meinen vermeintlichen Verfolgern davongelaufen, und ich bin in meiner eigenen verrückten Welt nach und nach verwahrlost. Davon möchte ich Ihnen erzählen. Doch ich möchte Ihnen auch davon erzählen, wie ich es schaffe, trotz meiner Krankheit meinen Alltag zu meistern. Zugegeben, es fällt mir heute schwerer als vor dreizehn Jahren, aber ich kann ganz normal leben.

Am Ende dieser Reise, auf der Sie mich begleiten, möchte ich Ihnen nicht vorenthalten, was ich in den letzten Jahren über die Krankheit Schizophrenie gelernt habe. In einem kurzen Anhang lege ich meine Theorie zum Wesen der Schizophrenie dar. Ich hoffe, Sie gewinnen dadurch ein noch besseres Bild von dieser Krankheit und ihrer Auswirkung auf die Menschen, die an ihr leiden.

Doch beginnen wir mit der Person, welche die Hauptrolle in dieser Geschichte spielt: mit Ralf. Ralf, das bin ich. Ich schreibe teilweise in der dritten Person, weil ich über weite Phasen meines Lebens ein mir fremdes Wesen bin. Sie werden das verstehen, wenn Sie diese Geschichte gelesen haben. Ralf ist in ihrem Hauptteil ein junger, aufstrebender Wissenschaftler von dreißig Jahren, den seine Arbeit nach Spanien verschlagen hat. Dort nimmt sein Leben eine radikale Wende. Dort bricht seine Krankheit endgültig aus, die Schizophrenie. Wer also ist Ralf?

Ralf

Dort steht er, mit leicht ergrautem Haaransatz, hinter dem sich dichtes, schwarzes Haar zu einer Frisur aufbaut. Seine glänzend blauen Augen liegen in Höhlen, die sich durch ständig neu hinzukommende Fältchen immer tiefer ins Gesicht eingraben. Zum Glück trägt Ralf eine Brille, sodass diese Alterserscheinung in der Regel dezent verborgen bleibt. Über dem schmalen, gerade geschnittenen Mund trägt er einen Oberlippenbart. Das Rot der Lippen in dem sehr blassen, blutleeren Gesicht lässt es eher wie ein Clownsgesicht erscheinen als wie das eines jungen, seriösen Wissenschaftlers.

Kein Wunder, dass sich um mein Aussehen so viele Gedanken ranken, denkt Ralf. Diese kalkweiße Fläche erscheint ihm selbst manchmal etwas unheimlich. Sie war mit ein Grund für seine Fahrt nach Spanien. Die Sonne dort sollte endlich Farbe in sein Gesicht bringen wie auch in sein Leben.

In diesem Moment streckt er seinen 1,75 Meter langen Körper, der schon ein wenig Fett angesetzt hat, aber von den sportlichen Aktivitäten der letzten Jahre noch recht gut durchtrainiert ist. Um seine Oberschenkel spannt sich eine leicht ausgewaschene, etwas zu enge Jeans, und darüber trägt er ein Flanellhemd so, dass er insgesamt einem kanadischen Holzfäller ähnelt. Wenn er ausgeht, streift er meist ein etwas anderes Image darüber, indem er eine Pilotenjacke anzieht. Äußerlich wirkt er sportlich-leger. Doch was geht in seinem Inneren vor?

In diesem Moment wünscht sich Ralf, er könnte die Uhr zurückdrehen zum Anfang seiner Geschichte. Wie hat es nur so weit kommen können? Allmählich löst sich – nicht real, aber in seinen Gedanken – seine Persönlichkeit auf. Die Eindeutigkeit verschwindet aus seinem Leben, seiner Welt. Nichts ist mehr so, wie es früher war, in seinem Kopf scheint wellenartig alles zu verschmelzen. Sport, Kunst, Wissenschaft, Sex,

Religion und Politik bilden plötzlich eine Einheit, um im nächsten Moment wieder in neue Einzelteile zu zerfallen. Sachen scheinen auf einmal verbunden zu sein, die doch offensichtlich überhaupt nichts miteinander zu tun haben …

Doch greifen wir nicht zu weit nach vorne. Wie jede Geschichte hat auch die Geschichte von Ralf einen Anfang. Schließlich ist er nicht immer schizophren gewesen. Nein, er hat eine ganz normale Kindheit gehabt. Schauen wir, wie alles begann.

Vorher

Wie alles begann

Plötzlich war Licht. Ich erkannte etwas. Ich war nicht etwa auf der Entbindungsstation eines Krankenhauses. Dies konnte ja auch nicht sein, denn zum einen war heute nicht der laue Sommertag in den Sechzigern und zum anderen hatte meine Mutter mich ja zu Hause geboren. Nein, heute fand etwas anderes statt: Ich schrieb das erste Mal eine Erinnerung in mein Langzeitgedächtnis. Aber von solchen Sachen hatte ich natürlich noch keine Ahnung.

Um mich herum bewegt sich alles, was ist das? In einem leicht schwankenden Auf und Ab ziehen Gegenstände vorbei, für die ich noch keinen Namen habe, wie könnte ich auch, ich habe ja noch nicht einmal einen Namen für mich selbst. Mir ist nicht klar, dass dieses schwankende Auf und Ab die Möbel im Haus meiner Eltern sind, und mir ist auch noch nicht bewusst, dass ich es bin, der sich bewegt mit einem etwas unbeholfenen Gang.

Plötzlich verharren die Möbel in ihrer Bewegung, kommen zu einem abrupten Halt. Warum? Weil vor mir etwas Neues aufgetaucht ist. Das kenne ich, es ist wie ich, nur viel größer. Das ist Mama. Ich sehe, wie sie ihren Mund bewegt und etwas sagt. Worte dringen an mein Ohr. »Wie groß bist du?«, ertönt es in mir und ich weiß genau, was ich zu tun habe. Ich reiße beide Arme in die Höhe und rufe: »So groß!« Zumindest meine ich, dass es das ist, was ich gerufen habe. Wie sich das für die Welt da draußen angehört hat, weiß ich nicht. Ich kann auch nicht sagen, warum gerade dies einer der Augenblicke ist, an den ich mich erinnere, aber es ist eben so.

Viele meiner frühesten Erinnerungen drehen sich um Erlebnisse, die ich mit einem »Partner« hatte mit etwa derselben Kragenweite und Größe wie ich. Mit Bella, unserer Dalmatinerhündin, war ich auf gleicher Augenhöhe.

Eine Erinnerungsszene ist etwa die folgende: Holpernd biegt der Wagen in die Dorfstraße ein. Ich werde wach, so wie ich immer wach werde, kurz bevor wir zu Hause sind. Meist macht sich der kleine Kerl immer dann bemerkbar, wenn wir die letzten Meter zu unserem Haus zurücklegen. »Sin mer schon su Hause?« Auch diesmal werde ich wach und erkenne meine Eltern auf den Vordersitzen unseres Autos. Voll Freude, dass wir jetzt bald daheim sind, drehe ich mich um. Auf der Hutablage liegt Bella, die mit dem Schwanz wedelt. Durch das Rückfenster sehe ich die Dorfkirche. Auch diese Szene ist eine alltägliche. Dennoch ist sie eine der ersten Erinnerungen, die ich behalten habe. Später in meinem Leben wird diese Szene noch an Bedeutung gewinnen, da sie eine wichtige Rolle innerhalb eines meiner zentralen Lebensthemen spielt: der Schizophrenie. Doch die kommt erst viel später.

Auch ansonsten waren meine ersten Jahre ruhig. Sie waren geprägt davon, dass ich von meinen Eltern mit Süßigkeiten und Liebe überversorgt wurde und mich mit meinem Bruder Bert stritt. Es war eine kleine, heile Welt, in der ich fast ausschließlich für mich alleine war. Meine drei älteren Schwestern waren schon aus dem Haus und meine beiden Brüder waren acht Jahre älter, also eigentlich zu alt, um mit mir zu spielen. Das Spielen mit anderen Kindern war nicht vorgesehen, weil sie in den Augen meiner Mutter nicht gut genug waren. So musste ich alleine spielen und konnte nicht ahnen, dass es ein Charakteristikum für schizophrene Menschen ist, dass sie in ihrer Kindheit sozial zurückgezogen leben.

Da ich weder einen Kindergarten besuchte noch sonst Gelegenheit hatte, mit anderen zu spielen, kam die Schule wie ein Schock für mich. Plötzlich war ich mit anderen Kindern zusammen und musste mich einordnen in das Klassengefüge. Das gelang mir mehr schlecht als recht. Wie das wahrscheinlich typisch ist, gab es einige Kinder, mit denen ich überhaupt nicht klarkam. Einige schikanierten mich immer, klauten mir die Schultasche oder machten ähnliche Scherze. Ich hasste den Nachhauseweg. Mit anderen Kindern verstand ich mich ganz gut und es gab auch jemanden, der mich beschützte. Ich bin ihm nachträglich sehr dankbar dafür.

Ich war ein sehr guter Schüler und hatte außer in Schrift praktisch nur Einsen und Zweien. Besonders gut war ich im Kopfrechnen. Es gab ein Spielchen, bei dem der Lehrer eine Rechenaufgabe stellte, die man im Kopf ausrechnen musste. Wer sie zuerst gelöst hatte, durfte sich setzen. Ich saß oft als Erster oder musste zumindest nie lange stehen. Eine gewisse Begabung für Mathematik habe ich schon immer gehabt.

Nicht so gut klar kam ich mit etwas anderem. Das war die Tatsache, dass meine Mutter Organistin war und jeden Tag in der Kirche. Am Sonntag musste der Rest der Familie auch in die Kirche. Also auch ich. Ich hatte nichts gegen den Besuch dort. Es war zwar langweilig, fand ich, aber das lange Stillsitzen war schon auszuhalten. Etwas anderes war jedoch schwer auszuhalten. Als Organistin saß meine Mutter oben auf der Empore an der Orgel. Dort hatte sie den Überblick über das gesamte Geschehen in der Kirche, das sie in vielen Spiegeln verfolgen konnte. Ich möchte wetten, dass sie einen Spiegel immer auf mich gerichtet hatte. Jedenfalls fühlte ich mich ständig beobachtet. Zu Recht, wie sich herausstellte, denn sie beobachtete mich tatsächlich immer. Und wenn ich mich einmal nicht richtig benommen hatte, bekam ich die Quittung dafür spätestens, wenn ich wieder zu Hause war.

Aus diesem Grund war es für mich eine tolle Neuigkeit, als meine Mutter eines Tages in einer anderen Kirche als Organistin anfing. So konnte ich in die Dorfkirche gehen, ohne von ihr beobachtet zu werden. Genau genommen genoss ich diese neue Freiheit so sehr, dass ich gar nicht mehr in die Kirche ging. Stattdessen verbrachte ich die Zeit meist in der Scheune zwischen Heu und Stroh und mit einem guten Buch. Anschließend huschte ich unbemerkt vor ihr wieder ins Haus. Manchmal ging ich auch weiter weg und besuchte eine alte Dame im Ort, mit der ich mich recht gut verstand. Dort verbrachte ich die Zeit dann bei einem Glas Milch und bei den Geschichten, die sie mir erzählte und die ich viel spannender fand als das immer gleiche Ritual in der Kirche. Ich glaube, wenn der Gottesdienst nur aus Predigt und Lesung bestanden hätte, wäre ich wahrscheinlich weiter hingegangen. Doch lieber lauschte ich Agnetas alten Geschichten.

Während der Grundschulzeit gewann ich allmählich Freunde und unternahm mit ihnen auch einiges. Trotzdem blieb ich mehr für mich als viele andere Kinder. Das sollte sich eigentlich erst ändern, als ich ins Gymnasium kam. Dort traf ich auf Werner, der aus demselben Ort kam wie ich. Mit ihm verbrachte ich viele Stunden auch in der Freizeit. Zusammen mit ihm lernte ich das Rauchen, welches mich gute fünfundzwanzig Jahre begleitete.

Ich weiß noch genau, wie wir immer versucht haben, das Rauchen vor unseren Eltern zu verheimlichen. Eine Methode war zum Beispiel, die Hände mit Apfelscheiben einzureiben, um den Nikotingeruch wegzubekommen. Dies gelang so gut, dass wir das Rauchen lange Zeit geheim halten konnten. Irgendwann jedoch entdeckte meine Mutter eine Zigarettenschachtel in meinem Schulranzen. Daran habe ich gar keine gute Erinnerung.

Auch während der Schule fingen wir nach und nach an zu rauchen. Wenn wir etwa eine Freistunde hatten, gingen wir oft zu fünft los und holten uns eine Schachtel Zigaretten und rauchten sie unter einer Brücke. Dort waren wir vor den

Blicken der Lehrer ziemlich sicher. Und so flogen wir auch lange Zeit nicht auf. Doch eines Tages passierte es. Es war wieder einmal eine langweilige Schulstunde gewesen und ich musste mich davon erst mal bei einer Zigarette auf dem Schulklo erholen. Leider erwischte mich dabei ein Lehrer. Das hatte natürlich Folgen, gute wie schlechte. Die gute war, dass ich so wütend wurde, dass ich die ganze Schachtel Zigaretten nahm, zerknüllte und wegwarf. Danach rauchte ich enorm lange zwei Monate nicht mehr. Die negative Folge war, dass ich einen Tadel bekam. Na super. Nun passierte jedoch etwas Ungewöhnliches. Wie sich später erweisen sollte, war dies eine der Schlüsselepisoden für meine spätere Entwicklung hin zur Schizophrenie.

Verständlicherweise fuhr ich nach diesem Ereignis in der Schule Tag für Tag angespannt nach Hause. Es war ja zu erwarten, dass meine Eltern mich auf den Tadel ansprechen würden. Jeden Tag wartete ich auf das Donnerwetter, aber es kam nicht. Und mit jedem Tag, den ich vergebens wartete, wurde ich unruhiger. Nun hatte sich das alles auch noch kurz vor Weihnachten ereignet, sodass ich befürchtete, dieser Vorfall würde mir die ganzen Feiertage versauen. Auf die nahe liegende Idee, das Ganze zu entschärfen, indem ich mein Vergehen beichtete, kam ich indes nicht. So gingen die Tage ins Land und ich wurde und wurde nicht darauf angesprochen.

Schließlich kam der Heilige Abend. Immer noch nichts. Ich begann innerlich aufzuatmen, weil der Brief eventuell erst nach Weihnachten kommen würde. Nun ergab es sich, dass wir am Weihnachtstag Besuch von meiner Schwester bekamen. Und während sich meine Eltern mit ihr unterhielten, geschah etwas Seltsames. Mein Vater sprach plötzlich Französisch mit meiner Schwester. Dies war in solch einer Situation völlig ungewöhnlich und noch nie dagewesen. Doch da ging mir ein Licht auf. Der Brief war vermutlich an Weihnachten gekommen und jetzt sprachen mein Vater und sie über mich und meine Tat auf Französisch.

Jetzt könnte man sagen, dass es ja ganz nett war, dass meine Eltern mir Weihnachten nicht zerstört haben. Zugleich war mein Erleben dieser Situation ein für die Schizophrenie charakteristisches: die angespannte Erwartung eines schlimmen Ereignisses, das dann aber nicht eintritt. Außerdem ist für Schizophrenie typisch, dass man meint, die Leute reden über einen. So hatte ich, ohne es zu wissen, meine erste Erfahrung mit schizophrenem Empfinden gemacht.

Im Gymnasium verschlechterten sich meine schulischen Leistungen deutlich. Während ich in der Grundschule immer der Beste gewesen war, lag ich jetzt nur noch im unteren Mittelfeld. Ja, selbst das war nicht immer der Fall. Teilweise war ich noch schlechter. Insbesondere der Sport war ein Grauen für mich, da ich klein und schmächtig war und so nie mit den anderen mithalten konnte.

Es gab jedoch ein Fach, das zwar nicht auf dem Lehrplan stand, bei dem ich aber auf jeden Fall besser als Mittelmaß war. Ich versuchte mich immer wieder als Klassenclown. Eines Tages, als ich mal wieder keine Lust auf Unterricht hatte, versteckte ich mich im Schulschrank und blieb eine geschlagene Schulstunde lang darin. Das ist vielleicht kein Scherz, über den man lachen kann, aber da alle Schüler wussten, wo ich war, aber nichts sagten, war es äußerst lustig für sie und viele konnten das Kichern kaum unterdrücken. Und die Lehrerin konnte sich gar nicht erklären, warum die Meute so unruhig war. Spätestens da hatte ich meinen Ruf weg.

In jedem Fall war mir eines wichtiger als alles andere: dazuzugehören. Während ich die ersten Jahre meines Lebens in ziemlicher Einsamkeit verbracht hatte, wollte ich während der Zeit im Gymnasium einfach nur dazugehören. Gute Noten würden mich da nicht unbedingt weiterbringen, dachte ich, und deshalb wählte ich die andere Karriere. Dass sich das so negativ auf mein Abschneiden auswirkte, konnte ich allerdings nur bis zu einem gewissen Grad tolerieren. In der neunten Klasse war das Maß dann voll. Im Halbjahreszeugnis hatte ich in allen Sprachen eine Fünf: Latein, Französisch, Englisch und Deutsch. Meine Versetzung war massiv gefährdet. Was sollte ich tun? Mit der Französischlehrerin hatte ich schon vereinbart, Französisch als dritte Fremdsprache abzuwählen. In der mir geläufigsten »Fremdsprache« Deutsch schaffte ich es, auf eine Vier zu kommen, und so hatte ich am Jahresende nur noch zwei Fünfen. Damit durfte ich eine Nachprüfung machen.

Es trieb meine Mutter zum Wahnsinn, dass ich praktisch die ganzen Ferien über nicht für die Nachprüfung lernte. Aber mein Argument war, dass ich mir ja nicht meine ganze freie Zeit versauen wollte. Deshalb lernte ich nur in den letzten beiden Wochen. Meine Mutter hatte es arrangiert, dass ich von einem ihrer Pastoren Nachhilfe in Latein bekam. Das waren sehr anregende Stunden der Diskussion, für die ich ihm heute noch dankbar bin. Ich schaffte die Nachprüfung gerade so und war noch einmal mit einem blauen Auge davongekommen.

Nun hatte ich aber angefangen einzusehen, dass ich mit einem Notenschnitt von 4,1 nichts würde anfangen können. Zwar hatte ich mich schon verbessert, doch auch das erschien mir nicht ausreichend. Von nun an versuchte ich einen Drahtseilakt: einerseits die Noten verbessern, andererseits aber nicht zum Streber werden. Ich denke, es gelang mir ganz gut, und so steigerte ich bis zum Abitur meinen Schnitt auf 2,2.

Während ich so meine geistige Entwicklung in unterschiedlich großen Sprüngen vorantrieb, hinkte meine körperliche Entwicklung deutlich hinterher. Noch mit achtzehn war ich klein, schmächtig und bleich und hatte sehr feminine Züge.

Es gibt ein Thema, das sich wie ein roter Faden durch mein Leben zieht und es fast genauso stark geprägt hat wie die Schizophrenie. Vielleicht besteht sogar ein direkter Zusammenhang zwischen beidem. Denn in Momenten der Hochphase meiner Schizophrenie, in denen ich mich irgendwo zwischen Wahn und Realität befinde, überlappen sich dieser Teil meines Lebens und meine psychotischen Gedanken. Es geht um meine geschlechtliche Identität.

Bin ich ein Mann oder bin ich eine Frau? Dieser Zweifel begann mit einem eigentlich unerheblichen Vorfall in meiner Kindheit. Es war die Zeit, in der ich meist noch alleine spielte und mich um Haus und Hof herumtrieb. Wir hatten einen Miniwald neben dem Haus, in dem ich mich gerne aufhielt und mich irgendwelchen Fantasiespielen hingab. Der Wald maß nur fünfzehn Quadratmeter, aber das reichte aus, um in der Fantasie eines kleinen Jungen einen riesigen Urwald darzustellen.

Vor kurzem hatte mir mein Vater eine große Keule geschnitzt. Mit dieser Keule war ich immer unterwegs und spielte den Urmenschen. An einem sonnigen Tag beschloss ich, dass es warm genug und für einen urzeitlichen Krieger auch angemessen war, mit nacktem Oberkörper herumzulaufen. Hin und wieder musste der Krieger sich auch tarzanmäßig auf die Brust schlagen und einen Schrei ausstoßen, um die anderen Urlebewesen zu warnen. Bei einem dieser Keulenschläge auf die Brust spürte ich einen Schmerz, so als ob ein Fremdkörper zwischen mich und die Keule geraten wäre. Also suchte ich die Keule nach einem Stein oder Ähnlichem ab, aber da war nichts. Doch diese Abfolge wiederholte sich immer wieder: Schrei, Keulenschlag, Schmerz. Und kein Stein an der Keule. Es war auch kein schlimmer, stechender Schmerz, es fühlte sich mehr an wie ein Fremdkörper zwischen mir und der Keule.

Also tastete ich meine Brust ab, und da entdeckte ich ihn. Direkt unter meiner Haut. Ganz in der Nähe der Brustwarze. Etwa von der Größe einer halben Walnuss. Ich hatte einen Knoten in der Brust. Das verunsicherte mich zwar ein wenig, aber ich fand nichts weiter Schlimmes daran. Dennoch beschloss ich, meine Mutter zu fragen, was es damit auf sich hatte.

In meiner Selbstanalyse habe ich Jahre gebraucht, bis ich mich erstens an diese Szene erinnern konnte und bis mir zweitens glasklar wurde, dass sie einen der Wendepunkte in meinem Leben beschreibt. »Mutter, ich habe einen Knoten in der Brust.« – »Das kann nicht sein, Junge, das haben nur Frauen.« Diese Minute der Stille danach war es, in der sich mein Schicksal entschied. Ich hätte meine Aussage wiederholen können. Ich hätte ihr sagen können, dass sie Unrecht hat. Ich hätte ihr ins Gesicht schreien müssen: Nein, Mutter, ich habe einen Knoten in der Brust! Aber ich tat es nicht. Ich drehte mich um und dachte, wenn Mutter das sagt, dann wird es schon stimmen.

Wie der Knoten in meiner Brust wuchs nun der Zweifel in mir wie ein Krebsgeschwür. Wochenlang tastete ich meine Brust ab und prüfte, was mein unerlaubter Knoten denn machte. Und mit jedem Tasten wurden meine Sorgen größer. Es gab für mich zwei Möglichkeiten: Entweder hatte Mutter Unrecht, was ich nicht zu glauben wagte. Oder ich war eigentlich eine Frau. Aber das konnte ja auch nicht sein. Ich suchte nach Hinweisen, die mir mehr Klarheit verschaffen würden. Wenn ich etwa in den Spiegel schaute und wenn ich nicht gerade nackt war, dann hatte ich in vier von fünf Fällen den Eindruck, ein Mädchen meines Alters vor mir zu haben. Ich tastete weiterhin meine Brust ab. Und glücklicherweise verschwand der Knoten wieder. Doch der Selbstzweifel hatte sich unauslöschlich in meine Brust gebrannt.

In der Folge war ich sehr sensibel, was Fragen der Geschlechtsidentität anbelangte. Leute, die mich nicht kannten, fragten oft, ob ich ein Mädchen oder ein Junge sei. Dies beseitigte nicht gerade meine Bedenken.

Eines Nachmittags fuhr ich mit dem Bus in die Stadt. Eine Reihe hinter mir saß ein junges Mädchen, das ich nicht kannte, mit dem ich mich aber sehr nett unterhielt. Wir tauschten uns über die verschiedensten Themen aus und dadurch wurde die Fahrt angenehm und kurzweilig. Gegen Ende kamen wir auf das Thema Nähen. Ich sagte erst mal nichts und hörte ihr nur zu. Als meine Haltestelle in Sicht war und ich mich zum Aussteigen bereit machte, schlug sie mir vor, dass wir uns doch mal treffen könnten und sie mir dann zeigen würde, wie man ganz schnell einen Rock näht. Ich war wie paralysiert, sagte jedoch nichts und verabschiedete mich nur.

Im Nachhinein war ich sehr erstaunt darüber, dass ich nicht widersprochen hatte. Doch diesmal war es irgendwie anders gewesen. Bisher hatten die Leute meistens gefragt, ob ich ein Junge oder ein Mädchen sei, worauf ich natürlich geantwortet hatte, ich sei ein Junge. Aber dieses Mädchen war ganz selbstverständlich davon ausgegangen, dass ich der weiblichen Spezies angehörte. Das war eine neue Erfahrung für mich. Den ganzen restlichen Tag verbrachte ich in einer schrecklichen Trance.

Ein ähnlich traumatisches Erlebnis ist mir im Gedächtnis haften geblieben. Es war Karneval und ich überlegte, welche Verkleidung ich wählen sollte. Ich beriet mich mit einer guten Bekannten und wir kamen auf die Idee, ich könnte mich als Mädchen verkleiden. Gesagt, getan. Es war nicht schwierig, ein überzeugendes Kostüm zu beschaffen. So ging ich als Mädchen auf die Karnevalsparty. Das war für mich völlig in Ordnung: Ich war eben ich, ein Junge in einem Mädchenkostüm.

Doch am Ende der Veranstaltung begegnete mir Michel, einer meiner besten Kumpels. Er gab mir mit auf den Weg, dass an mir doch eine Frau verloren gegangen sei. Das war zu viel für mich. Selbst er sagte so etwas! Weinend lief ich nach Hause.

Mein Bemühen, ein ganz normaler Junge zu sein, war zwar groß, aber nicht unbedingt von Erfolg gekrönt. Wenn ich mich mit den anderen Jungs verglich, musste ich immer wieder meine Unzulänglichkeit erkennen. Egal, ob Haarwachstum, Körpergröße oder Größe des Geschlechtsteils – ich lag immer hinter der Entwicklung der anderen zurück.

Wer hätte mir in dieser Situation aus der Misere helfen können? Wenn man einmal darüber nachdenkt, eigentlich ganz klar: männliche Vorbilder in der Familie. Wer wäre dafür in Frage gekommen?

In unserer Familie lebten außer mir vier Männer und zwei Frauen. Von den vier Männern waren zwei meine älteren Brüder. Einer von ihnen war magersüchtig und manchmal etwas labil. Mit dem anderen stritt ich mich ständig. Sie waren zwar etliche Jahre älter als ich, aber noch zu jung, um wirklich Vorbilder für mich zu sein. Blieben nur mein Vater und mein Onkel, der mit auf unserem Hof lebte.

Nach außen hin war mein Vater ein erfolgreicher Mann, doch in der Familie erlebte ich ihn anders. Die bestimmende Person in unserer Familie war meine Mutter. Mein Vater gab in Auseinandersetzungen immer klein bei und verzog sich. Mittlerweile hatte er sich in das obere Geschoss unseres Hauses zurückgezogen, und unsere Mutter schlief allein weiterhin im Ehebett. In seinem Zimmer rauchte mein Vater meist eine Zigarette nach der anderen und ließ sich mit Schnaps volllaufen. So sah mein Vorbild aus.

Das andere Rollenvorbild war mein Onkel, der nach mehreren Jahren russischer Gefangenschaft – bei der er, wie er sagte, immer nur Salzheringe zu essen bekam, aber nichts zu trinken – nicht mehr in der Lage war, selbstständig einer Arbeit nachzugehen. Er lebte mit auf dem Hof und half an allen Ecken aus, war letztendlich aber doch nur der Knecht meiner Eltern. Viele Äußerungen, die er damals gemacht hat, legen für mich im Nachhinein den Schluss nahe, dass auch er an Schizophrenie erkrankt war.

Erwachender Ehrgeiz

Etwas hatte sich verändert. Die Welt war nicht mehr dieselbe. Ich verwandelte mich von dem mädchenhaften Jungen mit aller Gewalt zum Mann.

Die Bundeswehr stand an. Und ich hatte mit beiden Händen zugelangt: ABC-Abwehr und Fallschirmjäger. Eine tolle Kombination. ABC-Abwehr hieß, sich während der Grundausbildung mit dem Einsatz der Gasmaske vertraut zu machen, es hieß Erprobung der Gaskammer und Marschieren in Eiseskälte mit Gasmaske auf dem Kopf und unter luftdichtem Poncho. Der Schweiß floss in Strömen, auch in die Augengläser der Maske, wo er wieder fror, weil es so kalt war. Nach der Grundausbildung kam das Schmankerl: die Fallschirmspringerausbildung. Gleich zur Begrüßung erklärte man uns, dass es in dieser Kaserne nur eine Fortbewegungsart gebe, den Laufschritt. Nie habe ich in kürzerer Zeit so viel für meine Fitness getan.

Fallschirmspringerausbildung bedeutete auch, sich Schritt für Schritt mit seiner Angst zu arrangieren. Es ist keine große Leistung, nicht ängstlich zu sein. Seine Angst zu überwinden, schon. Ich musste ständig gegen sie ankämpfen. Besonders wenn es zum Sprungturm ging. Dort hieß es, in langer Schlange auf seinen Einsatz zu warten, Stück für Stück die Treppe hochzusteigen, bis man die zwölf Meter Höhenunterschied geschafft hatte. Dann legte man die Gurte an und sprang – und mit einem nahezu schmerzhaften Ruck wurde man von den Gurten aufgefangen. Wehe, man hatte seine Weichteile vorher nicht gut in Sicherheit gebracht. Oder das Pendel. Am Pendel wurde man hochgezogen, aus einer gewissen Höhe fallen gelassen und dann musste man sich auf dem Boden abrollen. Anfangs waren es nur ein paar Zentimeter, später ließ man uns aus zwei Metern Höhe fallen.

Doch das alles war nur eine leichte Übung im Vergleich zu später. Und da kam sie dann auch, die eigentliche Angst. Am Tag des ersten richtigen Sprunges steigerte sie sich allmählich, sodass ich meinte, ich würde jeden Moment bersten. Zwischendurch überlegte ich, ob Fahnenflucht vielleicht eine Alternative sein könnte. Als ich mein Gepäck am Flugplatz auf den Boden in die Reihe legte, dachte ich über die Vorzüge eines morgendlichen Besuches in der Krankenstation nach. Doch da hieß es auch schon, ins Flugzeug zu steigen. Ich war noch nie geflogen. Und – so viel war sicher – es würde noch eine ganze Weile dauern, bis ich das erste Mal in einem Flugzeug auch landete.

Das Röhren der Motoren schwoll zu einem ohrenbetäubenden Getöse an. Da saß ich nun, den Fallschirm auf dem Rücken, Reserveschirm auf dem Schoß, fest eingezurrt in dem Geschirr, und dachte darüber nach, warum ein kleiner, mädchenhafter Junge sich unbedingt beweisen wollte, dass er ein Mann war.

Jetzt war es gleich so weit. Wir mussten aufstehen. Da es ein Automatiksprung war, mussten wir uns an einer Leine einhaken, die unseren Schirm aufziehen würde. So zumindest in der Theorie. Gott, lass den Packer einen guten Tag gehabt haben ... Gott – ja, das war plötzlich wieder ein Thema. Meine Angst hatte ein neues Maximum erreicht. Ich hatte nie geglaubt, dass Angst noch steigerbar war. Es konnten nur noch Sekunden sein. Und ich wollte nur noch raus. Es hinter mich bringen. Ich ... Plötzlich erschallte ein Hupton und ein Licht sprang von Rot auf Grün. Alle fingen gleichzeitig an zu laufen, zu schuffeln, wie wir es geübt hatten. In der Flugzeugtür blieb mir kaum eine Sekunde, um die richtige Haltung einzunehmen, und schon war ich draußen.

Es vergingen ein paar Sekunden und ich wusste nicht recht, wie mir geschah. Ich hatte gar keinen Ruck wie am Sprungturm gespürt. Ich machte mir Sorgen, ob der Schirm auch aufgegangen war, und schaute erwartungsvoll nach oben. Da war er. Meine letzte Hoffnung. Ein Stück Stoff zwischen mir und dem Tod in der Tiefe. Ich schaute mich um. Was für eine herrliche Aussicht. Es war, als ob ein Film ablaufen würde. Doch schon kam der Boden näher. Unten sah ich einige, die ihre Schirme bereits zusammenpackten. Gleich war es so weit. Ich konzentrierte mich darauf, die Beine zusammenzupressen, und wartete auf den Aufschlag. Eindrehen, abrollen, um den Schirm herumlaufen. Ich war heil auf der Erde angekommen. Ich hatte es überlebt.

Doch nun wusste ich, was auf mich zukam. Und ich musste an diesem Tag noch einmal hoch. Ich musste mich noch einmal meiner Angst stellen.

In den folgenden Monaten gab es noch viele Erlebnisse, die mich an meine Grenzen führten. Aber ob es nun die Flussdurchquerung mit vollem Gepäck war – nein, nicht quer, längs, bitte schön, und dann durch das Kanalrohr, das fast randvoll mit Wasser war – oder die grüne Leber, die einem im Feld serviert wurde, oder die fast abgefrorenen Füße auf der Übung im Sennelager: All das hatte einen entscheidenden Einfluss auf meinen weiteren Lebensweg. Ich schwor mir: So etwas willst du nie wieder erleben. So willst du nicht werden. Und in mir erwachte ein Ehrgeiz, der erstaunlich war.

Dieser Ehrgeiz wurde aus zwei Quellen gespeist. Die eine Quelle waren meine Erfahrungen mit der Bundeswehr. Die andere Quelle war die Tatsache, dass ich plötzlich allein im Leben stand, dass ich für mich selbst sorgen musste. So empfand ich es jedenfalls. Die Nachricht erreichte mich, als ich gerade zum Wachdienst vergattert worden war und das Wochenende in der Kaserne verbringen musste. Der wachhabende Offizier rief mich zu sich und verkündete mir, dass mein Vater gestorben war. Herzinfarkt.

Ich war tief getroffen. Gerade jetzt hätte ich ihn gebraucht. In meinen Gedanken war er immer der Held gewesen, auch wenn die Realität vielleicht anders aussah. Er war Doktor der Agrarwissenschaften, hatte alle Prüfungen mit Auszeichnung bestanden. Er war Regierungsrat gewesen, anschließend Bankvorstand. Alle sahen zu ihm auf. Er hatte vieles erreicht, auch für andere. Er hatte sich gegen den Bau eines Flughafens im Nachbarort eingesetzt und war damit durchgekommen, und im eigenen Ort hatte er erreicht, dass die kleinste Grundschule des Landes nicht geschlossen wurde. Auch vom Krieg wusste er interessante Geschichten zu erzählen. Einzig sein Verhalten im Alltag passte nicht ganz zu dem Helden-Image, das ich ihm verliehen hatte.

Ich musste miterleben, wie er sich jeden Abend in sein Zimmer zurückzog, aus dem Fenster schaute, sich seine teuren Zigaretten anzündete und sich genüsslich seinen Schnaps genehmigte. Von beidem leider zu viel. Das machte sein Herz nicht mehr mit. Einen Infarkt hatte er schon hinter sich, doch er wollte seinen Lebensstil nicht ändern. Ich hatte solch großen Schmerz empfunden, als er das erste Mal ins Krankenhaus kam. Ich besuchte ihn oft. Ich fuhr mit dem Fahrrad die zehn Kilometer in die Stadt und dann noch weitere den steilen Berg hinauf zum Krankenhaus, nur um ein paar Worte mit ihm zu wechseln. Ich wollte mit ihm diskutieren, doch meist sagte er nur, wenn du mal groß bist, erkläre ich dir alles.

Ich verzehrte mich nach intellektuellem Austausch mit ihm. Er bekam eine naturwissenschaftliche Zeitung zugeschickt, die ich mir immer kurz von ihm auslieh und las. Ich wollte alles wissen und vor allem wollte ich mit ihm darüber reden. Wollte seine Meinung hören. Doch dazu kam es nur selten. Und nun würde es nie mehr dazu kommen.

Ich erlebte die Tage bis zur Beerdigung wie in Trance. Bei der Beerdigung selbst geschah etwas Seltsames – ich konnte es jahrelang nicht einordnen. Erst während meiner Psychose sollte ich wieder solche Empfindungen haben. Ich stand am Grab meines Vaters, meine Mutter neben mir, als mich unversehens etwas packte. Es war, als ob etwas in meinen Geist eindringe. Ein plötzliches Rauschempfinden im Kopf, so als ob alle Neuronen auf einmal erregt worden wären. Ein echtes Grenzerlebnis. Ich sprach mit niemandem darüber, aus Angst, man würde mich für verrückt halten. So geriet es vorerst in Vergessenheit. Doch der Tod meines Vaters hatte so oder so etwas freigesetzt in mir. Ich wurde ein anderer Mensch.

Zunächst betrank ich mich über Wochen hinweg ständig, vielleicht um den Schmerz zu unterdrücken, vielleicht um die Befreiung von einer Last zu feiern. Doch dann schränkte ich meinen Alkoholkonsum drastisch ein, fing an zu laufen und in ein Fitness-Studio zu gehen. Einerseits war die Last von mir genommen, neben einem übermächtigen Helden bestehen zu müssen, andererseits war der Ehrgeiz in mir entfacht, so viel zu erreichen wie er. Ich war wie verwandelt, so als ob eine andere Seele von mir Besitz ergriffen hätte. Vielleicht war genau das am Grab meines Vaters passiert. Dass seine Seele von mir Besitz ergriffen hatte. Zumindest hatte der Ehrgeiz von mir Besitz ergriffen.

Dieser Ehrgeiz wirkte sich kurz darauf auch in meinem Studium aus. Von Anfang an legte ich einen enormen Arbeitseifer an den Tag. Einerseits, um nicht so zu werden wie jene, die ich in meiner Bundeswehrzeit erlebt hatte, andererseits, um dem Vorbild meines Vaters nachzueifern. Schon im ersten Semester meines Biologiestudiums belegte ich einige zusätzliche Kurse und hatte auch schon ein Ziel vor Augen: ein Stipendium. Ich bezog zwar Bafög und Halbwaisenrente, doch ich wollte nach meinem Studium nicht mit einem riesigen Schuldenberg starten. Mein Plan stand fest: Ich würde mich bei einer parteinahen Stiftung bewerben. Als Schüler war ich Ortsvorsteher einer politischen Jugendorganisation gewesen, da konnte mir sicher jemand ein Empfehlungsschreiben ausstellen. Ein zweites würde ich von einem meiner Professoren bekommen, denn für alle meine Arbeiten hatte ich bisher glänzende Bewertungen erhalten. Auch das Auswahlverfahren ging glatt und ab dem dritten Semester war ich Stipendiat.

Nur hatte ich mir damit noch mehr Arbeit aufgehalst. Denn neben dem Studium musste ich nun auch noch ein Kursprogramm der Stiftung besuchen. Aber das war mir nur recht. Zwar war mein Stundenplan randvoll mit Kursen, doch mein Ehrgeiz kannte kein Halten mehr. Mittlerweile hatte ich mich einer Lerngruppe angeschlossen. Wir waren fünf bis acht Leute und wiederholten immer gemeinsam den Prüfungsstoff. Dabei entstand nicht nur eine Freundschaft zwischen uns, sondern auch ein immer besseres Verständnis für den Stoff und nicht zuletzt ein gesundes Selbstbewusstsein, was die eigenen Fähigkeiten anging. In dieser Gruppe manövrierten wir uns mit Bravour durchs Studium.

Auch mein eigenes Selbstbewusstsein war dadurch enorm gestiegen. Manchmal nahm es sogar rebellische Züge an. So in einem Kurs für Humangenetik, an dessen Ende uns drei komplexe Aufgaben gestellt wurden. Auch wenn es sich auf den ersten Blick um recht schwere Aufgaben handelte, war ich doch überzeugt, dass sie alle mit Hilfe der Logik zu beantworten waren. Also machte ich mir gar nicht erst die Mühe, in die Bibliothek zu laufen, um die wissenschaftliche Literatur zu Rate zu ziehen. Nein, stattdessen setzte ich mich da hin, wo die Assistenten saßen, trank einen Kaffee nach dem anderen und dachte nach.

Nach knapp einer der vier Stunden, die wir zur Verfügung hatten, wollte einer der Assistenten wissen, ob ich denn die Fragen nicht beantworten wolle. Daraufhin erklärte ich ihm, wie ich die Sachlage sah. »Es handelt sich hierbei um rein logische Probleme, die auch mit Mitteln der Logik zu lösen sind.« Man sah ihm an, dass er mich für ein arrogantes Arschloch hielt. Wie auch immer: Nach gut zwei Stunden hatte ich durch reines Nachdenken eine Aufgabe gelöst, bei der zweiten einen Fehler in der Fragestellung festgestellt und die dritte so gut wie beantwortet. Hierzu musste ich mich nur noch kurz in die Bibliothek begeben und ein Detail nachsehen. Aber im Wesentlichen hatte ich die Aufgabe gelöst – und das ausschließlich mit meinem Kopf.

Bei der Besprechung der Lösungen machte ich den Professor auf den Fehler in der Fragestellung aufmerksam und dass die Aufgabe so nicht zu lösen gewesen sei. Dadurch stellte ich meine wissenschaftliche Eignung nachdrücklich unter Beweis. Der einzige Nachteil war, dass ich ein paar Assistenten vergrätzt hatte, bei meinen Kommilitonen jetzt in dem Ruf stand, arrogant zu sein, und außerdem viel zu viel Kaffee getrunken hatte. Aber spätestens seit diesem Erlebnis machte ich mir Gedanken darüber, wie es an der Universität für mich weitergehen würde. Zumal es allmählich an der Zeit war, dass ich mir einen Betreuer und einen Praktikumsplatz für meine Diplomarbeit suchte.

Am Ende landete ich damit am Institut für Mikrobiologie. Doch nach einiger Zeit merkte ich, dass ich mich dort überhaupt nicht wohlfühlte. Zum einen standen sich meine Ansichten und die, die in der Arbeitsgruppe vorherrschten, diametral gegenüber. Zum anderen wurde erwartet, dass ich jeden Morgen um acht Uhr anfing und den ganzen Tag im Labor verbrachte. Das passte mir überhaupt nicht – ich wollte zusätzlich noch anderes machen. So kristallisierte sich für mich schon bald heraus, dass ich mir für die Doktorarbeit eine andere Stelle suchen musste. Am liebsten am Max-Planck-Institut, wo ich regelmäßig Veranstaltungen und Vorlesungen besuchte. Dort ließ ich meinen wissenschaftlichen Aggressionen regelmäßig freien Lauf: Ich stellte ständig Zwischenfragen und machte Bemerkungen zum Vorlesungsstoff. Dabei empfand ich mich selbst als dermaßen penetrant, dass ich überzeugt war, der Vortragende müsse einen gehörigen Hass auf mich haben, weil ich nie meine Schnauze halten konnte. Diese meine Art hatte sich in den letzten Monaten deutlich verstärkt.

Meine Diplomarbeit befriedigte mich allerdings so wenig, dass ich immer wieder in wissenschaftliche Vorträge rannte und die Referenten mit fiesen Fragen quälte. Ich merkte, wie etwas in mir gärte, das nach einem Ausbruch suchte. Ich musste mir selbst immer wieder beweisen, dass ich der Größte war. Das ging so weit, dass ich in den Büchern und Veröffentlichungen namhafter Wissenschaftler nach Fehlern zu suchen und meine eigenen, wilden Hypothesen aufzustellen begann. Ich merkte nicht, dass ich mich einer gefährlichen Grenze näherte, die ich eines Tages überschreiten würde.

Theater

Es war einer jener Tage, die niemals in einer persönlichen Statistik denkwürdiger Begebenheiten auftauchen würden. Keine besonderen Vorkommnisse. Ich erwachte, stand auf, schlenderte zum Kaminsaal meines Wohnheims und frühstückte dort. Ich las Zeitung und führte kurze Gespräche mit anderen Mitbewohnern. »Guten Morgen, Thomas, alles beim Alten?«

»Guten Morgen. Ja, man müht sich so ab.«

»Was macht dein Buch, kommst du weiter?«

»Na ja, ich versuche es. Ist nicht so einfach, ein Buch zu schreiben. Aber momentan komm ich eh nicht dazu.«

»Wieso nicht, so viel Kurse und Hausarbeiten?«

»Das auch, aber der Hauptgrund ist der, dass ich angefangen habe, für ein Theaterstück zu proben. Das kostet eine Menge Zeit.«

»Das glaub ich gerne. Was denn für ein Stück?«

»Es heißt ›Hölderlin‹.«

»Sagt mir nicht viel.«

»Es beschreibt in mehreren Szenen den Werdegang des großen deutschen Dichters Hölderlin, angefangen bei seiner gemeinsamen Zeit mit anderen deutschen Größen wie Goethe oder Schiller. Nach den ganzen Wirren rund um die Französische Revolution ergeht sich Hölderlin immer mehr im Schreiben, am Ende bleibt er jedoch praktisch permanent in seinem Turm in Tübingen und verfällt immer mehr dem Wahnsinn.«

»Und welche Rolle spielst du in dem Stück?«

»Hölderlin.«

»Verstehe. Jetzt ist mir klar, warum du mit dem Buch nicht vorankommst. Probt ihr schon lange?«

»Wir haben gerade erst angefangen. Übrigens, wir suchen momentan noch Schauspieler, insbesondere für ein paar Nebenrollen. Ich glaube, du hast Talent, und ich fände es gut, wenn du mitmachen würdest. Hast du Lust?«

»Iiich? Nie im Leben, so was kann ich doch gar nicht. Außerdem schreibe ich gerade meine Diplomarbeit und habe überhaupt keine Zeit. Das kommt also keinesfalls in Frage, tut mir leid. Da müsst ihr euch einen anderen suchen. Ich bin Naturwissenschaftler, bringe also für so was schon von Natur aus kein Talent mit. Vergiss es.«

Drei Tage später begab ich mich in den Grünen Turm, einen Hauptteil der Universität. Als ich den Raum gefunden hatte, entdeckte ich dort ein gutes Dutzend Leute, die alle interessant aussahen. Schon fing eine Frau namens Marlies an, etwas über das Stück zu erzählen. Danach bekam jeder ein Heft in die Hand und die Leute lasen mit verteilten Rollen. Dann probierten wir eine Szene. Auch ich hatte eine kleine Rolle und mühte mich redlich. Anschließend wurden die Rollen verteilt. Mir wurden mehrere kleine Rollen anvertraut, in die ich mich jetzt einarbeiten durfte. Worauf hatte ich mich da eingelassen? Die zwei Stunden waren schneller vergangen, als ich erwartet hatte. Irgendwie waren sie wie ein Film vor mir abgelaufen. Plötzlich war ich Teil von etwas Neuem, etwas sehr Spannendem.

So vergingen die nächsten Wochen. Ich arbeitete munter an meiner Diplomarbeit weiter und fuhr einmal die Woche für zwei Stunden zu den Proben für das Theaterstück. Für ein paar Monate war das alles, was an Belastung auf mich zukam. Im letzten Monat vor der Aufführung würde es mehr Arbeit werden, hatte Marlies gesagt.

Das Studententheater musste sich selbst finanzieren. Das bedeutete zum einen, dass die Schauspieler keine Gage bekamen, und zum anderen, dass alles rund um die Aufführung von den Beteiligten selbst gemacht wurde: Bühnenbild, Requisiten, Maske, Kostüme, Licht und Ton. Etwa zwei Monate vor der Aufführung wurde die Sache also richtig zeitintensiv.

Schon probten wir mit Ton und Licht, wenn auch noch ohne Kostüme und Maske – aber das würde auch bald kommen. Ich war ein wenig aufgeregt. Trotz meiner winzigen Rollen musste ich doch zu den meisten Proben erscheinen. Und obwohl ich mich nicht so wie die anderen bei Kostümen und Bühnenbild engagierte, verschlang dieses Projekt doch mehr und mehr Zeit und ich geriet allmählich in Erklärungsnöte meinem Diplomarbeitsbetreuer gegenüber.

So wurde das Theaterspielen zu einem echten Stressfaktor für mich. Mein Tag begann in aller Herrgottsfrühe im Institut, zwischendurch huschte ich schnell zu den Proben und arbeitete anschließend im Institut weiter. Es war Stress pur, aber die Aufregung und der Reiz des Theaterprojektes entschädigten mich vielfach dafür.

Der große Moment der Premiere rückte immer näher und ich wurde immer aufgeregter, fieberte meinem ersten Auftritt förmlich entgegen. Aber das Theaterspielen würde mir wieder helfen, meine Ängste zu überwinden. Es ging mir jetzt wieder wie damals beim Fallschirmspringen. Ich musste da durch, ich hatte es ja selbst so gewollt.

Man überschlug sich jetzt bei den Proben. Seit Neuestem wurde nicht nur tagsüber, sondern auch an den Abenden geprobt, mit allem Drum und Dran: Bühnenbild, Kostüme, Maske, Licht und Ton. Alles musste zusammenstimmen. Meine Auftritte wurden immer routinierter, ich konnte nun endlich meinen Text und meine Schrittfolgen auswendig, alles war bis ins Kleinste eingespielt. Und plötzlich war der Tag der Aufführung da. Als es endlich Abend wurde, war ich ein Nervenbündel: Ich erlebte alles wie im Rausch, so, als stünde ich neben mir, als liefe ein Film vor mir ab.

Als ich auf die Bühne trat, hatte ich ein Gefühl, als müsste ich jeden Moment platzen. Adrenalin wurde massenweise ausgeschüttet. Die nächsten beiden Stunden agierte ich, als stünde ich unter Drogen. Kaum etwas nahm ich wirklich wahr. Nur mein Unterbewusstsein spulte automatisierte, vielfach eingeübte Abläufe ab. Ich fühlte ein eigenartiges Rauschen in meinem Kopf. Erst als der Beifall toste, löste sich die Anspannung und das Denken fand wieder Eingang in mein Gehirn.

Wieder machte sich ein Rausch in mir breit. Ein eigenartiges Glücksgefühl. Das Bad in der jubelnden Menge. Noch nie hatte ich mich so gut gefühlt! Ich genoss jetzt jeden Augenblick. Es war geschafft!

Wir machten Party bis zum nächsten Morgen. Genau genommen kam ich erst gegen Mittag des nächsten Tages von der Premierenfeier zurück und brauchte den Rest des Wochenendes, um mich zu erholen. Am Montag erschien die Kritik in der Zeitung. Zu meiner Überraschung stellte ich fest, dass ich trotz Nebenrollen lobend erwähnt worden war. Es war ein großartiges Gefühl. Ich war nicht mehr derselbe.

Die wunderbaren Erlebnisse, die ich in den Momenten, in denen ich auf der Bühne gestanden hatte, erfuhr, wollte ich nicht mehr missen. So kam es, dass ich immer wieder bei Theaterstücken mitmachen wollte. Aber eigentlich hatte ich nicht genug Zeit, mich diesem Hobby so intensiv wie möglich hinzugeben, denn mittlerweile hatte ich mit meiner Doktorarbeit begonnen. Und ich befürchtete, dass das Theaterspielen am Institut genauso negativ aufgenommen werden würde wie während meiner Diplomarbeit. Deshalb nahm ich mir vor, dass dieses Stück das letzte sein würde. Aber wenigstens dieses eine Mal wollte ich noch mitspielen. Und es war ja auch eine ganz kleine Rolle, eine Nebenrolle in ›Endstation Sehnsucht‹ von Tennessee Williams.

Zu diesem Zeitpunkt ahnte ich noch nicht, dass ich eines Tages ein Zitat von Tennessee Williams meiner Doktorarbeit voranstellen würde. Und noch viel weniger ahnte ich, dass diese Worte sich als viel wahrer erweisen würden, als mir lieb war. »Ich habe mich immer für eine unvollständige Person gehalten, und konsequenterweise war ich immer mehr an Leuten meiner Art interessiert, verstehen Sie, an Leuten, die Probleme haben, Leuten, die um ihre Vernunft kämpfen müssen, Leuten, für die die Eindrücke des Lebens, die Erfahrungen von Tag zu Tag, von Nacht zu Nacht schwierig sind, Leuten, die nahe am Zusammenbruch sind. Das ist meine Welt, das sind meine Leute.«

Während der Proben ergab es sich, dass ich mich angeregt und viel mit Birgit unterhielt, die auch eine kleinere Rolle in dem Stück spielte. Wir unterhielten uns über die gemeinsamen Erfahrungen beim Theater. Und daraus ergaben sich immer weitere Themen, sodass wir irgendwann einmal nach einer Probe noch gemeinsam ausgingen. Es war ein wunderschöner Abend, und wir kamen uns näher. Am Ende waren wir uns einig, dass Birgit noch mit zu mir ging. So machten wir uns auf in mein Wohnheim und verbrachten schließlich die Nacht miteinander. Und an dieser Stelle trennten sich auch schon unsere gemeinsamen Wege. Während es für Birgit nur diese eine Nacht gewesen war, war es für mich mehr. Ich wollte eine Beziehung.

Also startete ich Versuche, Birgit zu überzeugen, doch meine Freundin zu werden. Ich besuchte sie mehrmals in der Kneipe, in der sie jobbte, und konnte nicht von ihr lassen. Je mehr ich mich hineinsteigerte, umso klarer wurde mir, dass ich keine Chance haben würde. Das nagte sehr an mir, und die Zweifel, die ich früher gehabt hatte, kamen wieder hoch: Bin ich wirklich ein Mann? Die Frauen wollen mich nicht, also muss doch etwas mit mir verkehrt sein, dachte ich.

Jetzt ging ich häufiger aus, um mich zu besaufen. Voller Wut und Verzweiflung saß ich allein in meiner Stammkneipe, in der ich oft auch Leute traf, die ich vom Theater kannte. Eines Abends kam ich mit einem mir unbekannten Mann ins Gespräch, mit dem ich mich angeregt unterhielt, ein paar Biere trank und mich insgesamt bestens verstand. Schließlich fragte der Mann, ob ich noch mit ihm nach Hause gehen wolle. Ich war einverstanden und folgte seiner Einladung zu einem kleinen privaten Umtrunk.

In seiner Wohnung holte Jochen zwei Biere aus dem Kühlschrank, wir stießen an und setzten unser Gespräch fort. Nach einiger Zeit entstand eine Pause, und wir schwiegen. Wir sahen uns an. Irgendwie fühlte ich mich komisch. Dieser Blick von Jochen war so anders als die Blicke anderer Männer. Zärtlich berührte Jochen mein Knie. Ich schluckte. Plötzlich stieg mir Blut in den Kopf. Ich zog mich ein wenig zurück. Jochen erklärte mir sanft, dass er nichts von mir wolle, wozu ich nicht bereit sei. Er beugte sich zu mir und bat mich, ihm einen Kuss zu geben. Nur einen Kuss, mehr wolle er nicht. Dann könne ich wieder gehen. Und wenn es mir gefallen würde … In der

Überzeugung, dass dies der Augenblick meines Todes war, hielt ich wie versteinert den langsamen Annäherungsversuch Jochens aus. Wir küssten uns.

Wenig später taumelte ich benommen nach Hause. Was sollte ich jetzt tun? Was für eine Situation! Wie hatte ich da nur hineingeraten können. Ich wusste nicht, ob ich fliehen sollte oder bleiben. Und in diesem Moment kamen die Zweifel wieder. War dies der Grund, warum Birgit keine Beziehung mit mir wollte? War ich vielleicht schwul, ohne es zu wissen? Oder war es nur eine ganz normale weibliche Reaktion gewesen, da ich ja eigentlich eine Frau war? Ich hielt an, weil ich dachte, ich müsse mich übergeben. Aber es wollte nicht raus, es wollte in mir bleiben.

Ich wollte doch eine Beziehung mit Birgit, aber nun diese Begegnung mit Jochen. Am liebsten hätte ich mich bestraft für mein Verhalten. Ich überlegte, ob ich mich die ganze Nacht unter die Dusche stellen sollte, um alles Unreine von mir abzuwaschen. Ich hätte schreien können, doch ich tat es nicht. Stattdessen schloss ich mich in meinem Zimmer ein.

Ich schluchzte leise. Eine innere Stimme sagte mir, ich müsse für diese Entgleisung büßen. Ich kannte diese Stimme. Ich hörte oft auf sie. Es war dieselbe Stimme, die mich immer wieder zu höchsten Leistungen aufforderte, die mich puschte, die mich dazu brachte, alles zu geben. Jetzt hatte sich ihr Ton geändert. Diesmal meinte sie es nicht gut mit mir, aber ich konnte sie verstehen. Ich war es auch nicht wert, dass man es gut mit mir meinte. Noch ein paar Mal hörte ich die Stimme, dann endlich schwieg sie. Das Schluchzen erstarb und gruselige Stille umfing mich. Ich konnte den Hauch des Todes spüren.

Am nächsten Morgen wachte ich mit einem Kater auf. Ich fühlte mich unheimlich elend. Nichts könnte mich heute aufmuntern, das ahnte ich schon. In der Küche traf ich Martin aus dem Nachbarzimmer. »Guten Morgen, Ralf. Na, hast du gut geschlafen?« – »Ging mir schon mal besser.« – »Ich habe gehört, dass du gestern deine Tür abgeschlossen hast. Wieso hast du das denn gemacht?« Mir schoss das Blut siedend heiß bis in die letzte Pore. Ich war erwischt. Ich wurde überwacht und war jetzt erwischt worden. »Das hatte keinen besonderen Grund.« Ich zog mich zurück in mein Zimmer und fühlte Panik in mir aufsteigen. Was sollte ich tun? Mit zittrigen Händen zog ich mich an.

Als ich aus dem Zimmer kam, standen Martin und Susan, eine amerikanische Austauschstudentin, im Flur. Sie schauten zu mir herüber und lachten. Ich beschleunigte meine Schritte und rannte eilig die Treppe hinunter.

Den restlichen Tag verbrachte ich in Angst. Ich fühlte mich wie ein gehetztes Tier. Dauernd musste ich daran denken, wie die beiden im Hausflur zu mir herübergesehen und gelacht hatten. Ich musste raus aus diesem Wohnheim.

Am Abend ging ich ins Theater und sah mir eine neue Inszenierung an. Aber ich konnte mich gar nicht darauf konzentrieren, da ich den Eindruck hatte, dass die Schauspieler direkt über mich sprachen. Und sie lachten auch noch über mich. Das hielt ich nicht aus und rannte mitten aus der Vorstellung. Ich wusste, ich würde einen radikalen Schnitt machen müssen.

Am nächsten Morgen rief ich bei einem Institut an, das mein Studienkollege Harry mir empfohlen hatte, und meldete mich für ein psychotherapeutisches Blockseminar an. Dann besorgte ich mir eine Zeitung und studierte die Wohnungsanzeigen.

Kurze Zeit später hatte ich eine Wohnung gefunden. Ich wohnte jetzt zusammen mit Wilhelm in einer WG. Wilhelm kam interessanterweise aus der Nachbarstadt meines Geburtsortes. Wir verstanden uns ganz gut, und hin und wieder gingen wir sogar zusammen weg. Es war ein komischer Zufall, dass Wilhelm am städtischen Theater in der Garderobe jobbte und damit Geld für sein Studium verdiente. Kommt aus der Nachbarstadt und ist auch noch am Theater, dachte ich mir, das kann ja nur gut gehen. Endlich hatte ich auch mehr Platz, zwei Zimmer, ein Schlaf- und ein Wohnzimmer. Und außerdem war es noch sehr günstig, dass die Wohnung ganz dicht an der Innenstadt lag. So konnte ich ohne große Umstände abends ausgehen. Ich hoffte, dass nun die Schatten, die so plötzlich aufgetaucht waren, von mir abfallen würden.

Die Therapie

Ich war sehr aufgeregt, als ich zu meinem ersten Therapie-Workshop aufbrach. So etwas hatte ich noch nie gemacht. Aber es wurde Zeit, dass ich etwas tat. Ich war innerlich zerrissen. Zwei Seelen wohnten in meiner Brust. Einerseits war es mein sehnlichster Wunsch, endlich eine Frau zu finden und eine ganz normale Beziehung zu führen, andererseits quälte mich ständig die Vorstellung, eigentlich eine Frau zu sein. Ich wurde diesen Gedanken nicht los und wollte endlich Klarheit. Was die Therapie auch ergeben würde, ich würde die notwendigen Schritte unternehmen – aber eigentlich wollte ich endlich frei sein, um eine ganz normale Beziehung zu führen.

Harry, der in der Nähe des Ortes geboren war, an dem das therapeutische Institut ansässig war, hatte es arrangiert, dass ich für eine Woche bei Freunden von ihm unterkam. Mir war ganz übel bei dem Gedanken, was bei dem Workshop alles auf mich zukommen würde. Bis jetzt hatte ich noch mit niemandem über mein Problem gesprochen, aber ich hatte mir ein Buch über Transsexuelle gekauft und wusste, womit ich zu rechnen hatte: gesellschaftliche Ächtung, Verlust des Arbeitsplatzes, alle Freunde und die Familie wenden sich von einem ab. Wenn man einen solchen Schritt gehen will, muss man sich ganz sicher sein. Das war ich mir absolut nicht. Aber ich hoffte Antworten zu finden.

Die erste Therapiestunde begann, und sie fand in einer angenehmen, fast lockeren Atmosphäre statt. Man saß in der Gruppe zusammen, und nacheinander schilderte jeder sein Problem. Ich drängte mich nicht vor und lauschte wie gebannt den Ausführungen der anderen. Jetzt war Birte an der Reihe, und das, was sie sagte, elektrisierte mich: Es beschäftigten sie verschiedene Dinge, aber eines davon war, dass sie ein Mann sein wollte. Und dann hörte ich, was die Therapeuten dazu sagten: Dagegen könne man hier nichts tun, das müsse Birte mit Gott ausmachen.

Damit war die Therapie für mich gelaufen. Ich würde nicht vor der ganzen Gruppe die Wahrheit sagen. Stattdessen versuchte ich, Birte näherzukommen, und führte sehr nette und anregende Gespräche mit ihr in den Pausen.

Als ich eines Abends zu Harrys Freunden zurückkam, fiel mir auf, dass das Zahlenschloss meines Aktenkoffers verstellt war. Das machte mich nervös, denn in dem Aktenkoffer lag das Buch über Transsexuelle. Ich hatte Angst, entdeckt worden zu sein. Während eines Gesprächs mit Harrys Freund glaubte ich dann auch noch zu erkennen, dass er die Zahlenkombination des Aktenkoffers aufschrieb. Das schnürte mir den Hals zu, aber ich versuchte, ruhig zu bleiben. Er würde mich, wenn nötig, schon darauf ansprechen. Aber das tat er nicht, und nach einer Woche Therapie fuhr ich wieder nach Hause. Auf dem Rückweg hielt ich auf einem Rastplatz an und schmiss das Buch in einen Mülleimer.

Kurze Zeit später hatte ich meine erste Einzeltherapiestunde. Meine Therapeutin hieß Margit. Sie arbeitete nach der Methode der Transaktionsanalyse. Als Erstes versuchte sie, meine Blockade zu lösen, damit ich endlich frei über mein Problem sprechen konnte. Auch musste ich einen umfangreichen Fragebogen ausfüllen und dabei auch mein Problem benennen. Ich schrieb: »Ich habe das Problem, manchmal zu glauben, eigentlich eine Frau sein zu sollen.«

Durch Margits angenehme Art war es mir allmählich möglich, auch darüber zu reden. Nach und nach erzählte ich mehr und mehr von mir, und gleichzeitig arbeiteten wir gemeinsam immer stärker heraus, was ich eigentlich wollte.

In den Bereichen Arbeit und Freundschaft lief es eigentlich sehr gut. Ich hatte Erfolg bei der Arbeit, also dachte ich, diesen Bereich während der Therapie nicht weiter bearbeiten zu müssen. Freunde hatte ich auch eine ganze Menge. Es waren sehr viele, mit denen ich abends auf ein Bier ausging. Einige davon kannte ich näher und verbrachte viel Zeit mit ihnen. Und unter diesen gab es sogar ein paar, mit denen ich über die meisten meiner Probleme sprach. Über das Problem mit dem Frau-sein-Sollen hatte ich jedoch noch nie mit jemandem gesprochen. Das war ein Geheimnis, das ich nur mit meiner Therapeutin besprach.

Dies war eins unserer Themen, daneben sprachen wir über das, was ich eigentlich wollte, über den Bereich, in dem ich echte Defizite hatte. Ich hatte lange keine Partnerschaft gehabt, und die, die ich gehabt hatte, war nach einem Jahr in die Brüche gegangen. Ich wollte herausfinden, warum, und auch, was ich dagegen machen konnte. Margit sprach mit mir darüber, was ich an Frauen attraktiv fand, was ich von einer Partnerschaft erwartete und wie ich mich Frauen gegenüber verhalten konnte, die ich interessant fand. So erfuhr ich mehr und mehr, was ich eigentlich wollte, fand heraus, wo meine Interessen lagen und was ich vom Leben erwartete.

Vor allem erwartete ich eine erfüllte Partnerschaft, die geprägt war von Harmonie. Dieses Harmoniebedürfnis war sehr stark ausgeprägt und auch der Grund, warum ich Konflikten, die meine eigene Person betrafen, aus dem Weg ging und immer um Ausgleich bemüht war. Ich schluckte jeden Anflug von Aggression hinunter und erstickte ihn im Keim, nur damit um alles in der Welt die Harmonie gewahrt blieb und ich mit keinem in Streit geriet. Ich hoffte, dass mir dies nicht einmal zum Verhängnis würde. Wobei mir unklar war, was schlimmere Folgen zeitigen könnte: die Aggression, wenn sie einmal aus mir herausbräche, oder das übertriebene Harmoniebedürfnis.

Mit der Zeit aber wichen meine Unausgeglichenheit und Anspannung und machten mehr und mehr Ruhe, Gelassenheit und Selbstbewusstsein Platz. Die Schatten, die auf meiner Seele lagen, lösten sich allmählich auf.

Der Preis

Sonnenschein. Ein schöner Herbsttag, der einlud, ins Institut zu fahren. Ich war noch ein wenig erschöpft. Meine letzte Theatervorstellung lag gerade hinter mir. Nun hieß es wieder, sich auf die Arbeit zu konzentrieren. Ich fuhr mit dem Auto zum Institut und fand wie immer einen Parkplatz. Nichts Besonderes schien an diesem Tag passieren zu wollen. Ich schlenderte die Treppen hinauf in mein Zimmer, schaltete den Computer ein und bereitete mich auf einen normalen Arbeitstag vor.

Zunächst schaute ich mir die Ausdrucke vom letzten Tag an. Ich hatte ein Doktorarbeitsthema, bei dem ich versuchen wollte, so etwas wie synaptische Plastizität in bestimmten Zellen nachzuweisen. Es ging darum, ob – je nach Vorgeschichte – Zellen unterschiedlich stark auf einen gleich starken Reiz von außen reagieren. So etwas konnte man sich allgemein als Voraussetzung für Phänomene wie das Lernen vorstellen. Ich hatte erste, vielversprechende Ergebnisse und zerbrach mir nun den Kopf, wie ich weitermachen sollte.

Ich hatte gezeigt, dass es eine solche Plastizität in den Zellen gab, die ich untersuchte, und dass Kalzium der Stoff war, der in den Zellen für das Lernen zuständig war. Ich, Ralf Köter, hatte es herausgefunden. Das würde eine hervorragende Veröffentlichung geben. Alle würden mich bewundern. Ich würde zu Kongressen fahren und die Ergebnisse vorstellen. Die Leute würden mich umringen und zu dem Mann aufsehen, der das Phänomen des Lernens enträtselt hatte. Ich würde berühmt werden, tolle Preise gewinnen und mir ein Haus am Strand kaufen. Dort würde ich spazieren gehen, und meine Fußabdrücke würden vom Meerwasser wieder verwaschen werden. Während des Spaziergangs würde ich in Gedanken die Rede durchgehen, die ich am Abend vor einem Riesenpublikum halten würde. Man würde mir zujubeln wie im Theater – ich wäre der Mann des Abends …

»Er hat ihn, er hat ihn! Weißt du es schon?« – »Weiß ich was schon? Hast du schon wieder ein ›Nature‹-Paper fertig?« – »Nein, es ist tatsächlich passiert! Dieses Jahr hat er ihn bekommen! Den Nobelpreis! Heute Morgen haben sie ihn angerufen. Er hat es mir gerade erzählt. Die Presse weiß noch nichts.« – »Was machen wir denn jetzt?« – »Wir müssen was organisieren, das wird ein heißer Tag heute!« Ich war jäh aus meinen Träumen gerissen, und die Realität hatte mich überholt. Ich wusste jetzt, dass ich heute weder Messungen machen noch über meinen Aufzeichnungen brüten würde.

Als Erstes ging ich zum Büro von Professor Waiter. Ich hatte Professor Egon Waiter vor etwas über einem Jahr kennengelernt, als ich ein Praktikum bei ihm machte. An ihm hatte mich fasziniert, dass er schon häufig in ›Nature‹ veröffentlicht hatte, der angesehensten Zeitschrift für die Naturwissenschaften. Ich hatte mir Hoffnungen gemacht, dass auch mir einmal eine solche Veröffentlichung gelingen würde. Während des Praktikums hatte ich eine Idee gehabt, die Professor Waiter besonders gut fand. Deshalb hatte er mich als Doktoranden akzeptiert.

Ich klopfte an. »Jaaa.« – »Ich wollte Ihnen nur gratulieren zu Ihrem großen Erfolg.« Uns beiden fehlten irgendwie die Worte, und wir wussten nicht, wie wir mit dieser etwas peinlichen Situation umgehen sollten. Also verabschiedete ich mich nach einem kurzen Gespräch wieder.

In der Zwischenzeit war eine Art Krisenstab gebildet worden. Man wollte ihm so viel wie möglich vom Hals halten. Es wurde eine Hotline eingerichtet, unter der Fragen entgegengenommen und beantwortet werden sollten. Außerdem ging man dazu über, alle Hinweise auf den Standort unserer Abteilung aus dem Flur und dem Aufzug zu entfernen. Dies sollte den Ansturm ein wenig bremsen. Noch wusste die Presse nichts. Doch das würde sich schon bald ändern.

Schon seit Jahren stand Professor Waiter auf der Liste der Nobelpreisanwärter. Doch nun hatte sich das Komitee der schwedischen Akademie der Wissenschaften entschieden, ihn mit dem Preis zu bedenken. Der Anruf musste in aller Frühe gekommen sein. Anscheinend ließ man die Preisträger immer nur kurze Zeit vor der Öffentlichkeit von der Entscheidung wissen.

Viele Anrufe kamen an diesem Tag, und hin und wieder erschienen kleine Fernsehteams, um Interviews mit Professor Waiter zu führen. Ich blieb bei der ganzen Sache ziemlich außen vor. Ich saß in meinem Zimmer und versuchte mich auf meine Arbeit zu konzentrieren, aber es gelang mir nicht. Da schien es zu passen, dass der eine oder andere Anruf bei mir ankam. Die Vertreter der Medien probierten einfach ein paar hotline-ähnliche Nummern aus. Prompt hatte ich einen Radiosender in der Leitung, der mich nun zu dem Thema befragte, für das Professor Waiter den Nobelpreis bekommen sollte. Überrascht, plötzlich doch involviert zu sein, gab ich ein paar Kommentare ab und machte mir ansonsten Gedanken darüber, was dieser Tag für mich persönlich bedeutete.

Ich hatte das Angebot, eine Doktorarbeit in einem anderen Nobelpreisträgerlabor zu schreiben, abgelehnt, um hier anzufangen. Am heutigen Tag schien sich diese Entscheidung als richtig zu erweisen. Nun musste ich nur noch eine erfolgreiche Arbeit produzieren, und dann war der Weg für meine wissenschaftliche Karriere geebnet. Jetzt noch eine ›Nature‹-Veröffentlichung, und ich könnte mir auf der ganzen Welt meinen Arbeitsplatz für die nächsten Jahre aussuchen. Sah doch gar nicht so schlecht aus.

Ich fragte mich, wie es wohl wäre, so einen Preis zu gewinnen. Vielleicht würde ich ja selbst einmal auf dem Treppchen stehen. Ja, das wäre was. Ich begann zu träumen und mir vorzustellen, wie ich damit umgehen würde, wenn man mich eines Tages mitten in der Nacht anriefe. Zugegeben, es war ein kühner Traum, doch es war nicht völlig ausgeschlossen. Wenn alles so weiterlief wie bisher, konnte es vielleicht gelingen. Ich war freudig erregt und befand mich wieder am Strand, wo ich meine Rede vorbereitete.

Signale

RRRRRRRRRRRRRRRRRRRRRR! Unbarmherzig klingelte der Wecker. Zang! Stille. Uff. Ich wurde langsam klar. Es war eine neue physiologische Erkenntnis für mich, dass der Bleigehalt der Knochen über Nacht dramatisch zunimmt. Zum Glück konnte man diesen Prozess per Gedankenkontrolle rückgängig machen. Ich musste aufstehen. Ich hatte etwas zu tun. Es war genau 8 Uhr. Der früheste Zeitpunkt war bisher 8.14 gewesen. Ich hatte also etwa zehn Minuten Zeit.

Diese allmorgendliche Routine war der Preis dafür, dass ich mitten in der Innenstadt wohnen wollte. Ich zog mich schnell an, schnappte mir meine Börse, flitzte die drei Stockwerke hinunter und rannte die Straße entlang zum Automaten. Ich zog einen Parkschein für eine Stunde und ging beruhigt zu meinem Auto zurück. 8.09 – ich hatte den Wettlauf gegen die Politessen gewonnen und diesmal keinen Strafzettel bekommen. Das war weiß Gott nicht immer so. Egal, ob ich gefeiert oder lange an unserem neuen Projekt gearbeitet hatte – oft genug waren die Abende so lang, dass ich morgens verschlief und ein Ticket vorfand. Manchmal war es nur eine Sache von Minuten. Die waren echt scharf hier. Aber heute war es gut gegangen, und ich machte mich beruhigt zum Brötchenholen auf.

Es war ein wunderschöner Morgen, nicht unbedingt typisch für diese Stadt. Die Sonne schien und nur wenige Wolken zogen gemächlich über den blauen Himmel. Ich konnte die Vögel vom benachbarten Stadtwall her zwitschern hören. Dies könnte ein schöner Tag werden, dachte ich. Auf dem Rückweg zur Wohnung fing ich an, mir Gedanken über den heutigen Tag zu machen. Was konnten wir heute probieren, um endlich unserem Ziel etwas näher zu kommen?

Wochenlang saßen John und ich schon an dieser Aufgabe. Es musste uns endlich gelingen, einzelne Signale zu messen. Das wäre der große Durchbruch, damit könnten wir uns international einen Namen machen. Ich hoffte, es würde heute klappen. Aber vorher hatte ich noch eine andere Aufgabe. Am Morgen würde eine Gruppe junger Studenten kommen, denen ich zusammen mit anderen etwas über die Arbeit am Institut erzählen sollte. Ich fing schon einmal an, mich mental darauf vorzubereiten und den Vortrag in Gedanken zu halten.

»Jeder kennt Stress, aber kaum einer weiß, was dabei passiert. Sagen wir, ein Wolf taucht vor uns im Gebüsch auf – dann ist das für uns eine Gefahr, ein Reiz. Ein Wink mit dem Zaunpfahl, dass wir jetzt entweder schleunigst wegrennen oder die Gefahrenquelle angreifen sollten. Letzteres empfiehlt sich bei einem Wolf wohl eher nicht. Doch was passiert in diesem Moment in unserem Körper? Genau, Stresshormone werden freigesetzt und überschwemmen das Blut. So viel wissen Sie bestimmt schon. Aber hier, in unserer Arbeitsgruppe, wollen wir dem Mechanismus des Ganzen ein wenig auf den Grund gehen. Wir wollen versuchen herauszufinden, wie die

Freisetzung dieser Stresshormone auf der Ebene der kleinsten menschlichen Funktionseinheit, der Zelle, abläuft.

Die Zelle, von der wir sprechen, hat ihren Sitz in der Nebenniere, also einem Organ, das sozusagen huckepack auf der Niere sitzt und nur einen Zweck erfüllt, nämlich Stresshormone freizusetzen. Wie nicht anders zu erwarten, ist die Zelle darauf vorbereitet, dass so ein Stress auftritt. Sowohl Cortison als auch das Adrenalin, das uns interessiert, werden dort gebildet. Nur dazu sind diese Zellen da. Wenn wir also einer Gefahr Auge in Auge gegenüberstehen, wird über Nervenzellen diese Information an diese Zellen weitergeleitet, und sie setzen dann Adrenalin frei. Wir untersuchen, wie das passiert.

Zunächst bindet der Botenstoff, der sogenannte ›Neurotransmitter‹, der von den Nervenzellen ausgeschüttet wurde, an eine Empfangseinheit auf der Zellhülle den sogenannten ›Rezeptor‹ der Zelle. Der Neurotransmitter passt wie ein Schlüssel ins Schloss des Rezeptors und öffnet die Tür für Kalzium. Durch die Rezeptor-Bindung entsteht ein Signal dafür, dass Kalziumionen in die Zelle einströmen. Das Kalzium hat viele Funktionen in der Zelle, darum ist eine ausreichende Kalziumversorgung so wichtig für den Körper. Unter anderem ist es dafür verantwortlich, dass die Hormone aus dem Zellinneren nach außen gelangen.

Das Adrenalin ist in den Nebennieren- Zellen in so genannten ›Vesikeln‹, kleinen Speichersäckchen, aufbewahrt. Wenn das Kalzium in der Zelle ansteigt, verschmelzen diese Vesikel mit der äußeren Zellhülle, der Membran. Wir können nun messen, wie hoch das Kalzium im Zellinneren ist, und wir können messen, wie groß die Zellhülle oder Membran ist. Wenn die Vesikel mit der Membran fusionieren, wird diese natürlich größer und so können wir sehen, wie der Zusammenhang zwischen Kalzium und der Membranvergrößerung, sprich: der Freisetzung der Stresshormone, ist.

Das sind die Themen, mit denen wir uns in dieser Arbeitsgruppe beschäftigen. Hat jemand Fragen?«

Es war nur ein kurzer Vortrag, aber er schlauchte mich ganz schön, weil ich es nicht gewohnt war, die Zusammenhänge so einfach zu erklären. Jetzt aber nichts wie hin zu John, um zu sehen, wie es mit der Messung der Stresshormone voranging. Darüber hatte ich nichts erzählt. Was wir jetzt vorhatten, war, nicht nur die Vergrößerung der Zellhülle zu messen, sondern auch das Hormon Adrenalin selbst, wenn es freigesetzt wird. Das war uns sogar schon gelungen. Doch nun wollten wir auch noch einzelne Vesikel messen, wenn sie aus der Zelle ausgeschleust werden. Das war schwierig, weil es sich um winzigste Mengen des Stoffes handelte.

Üblicherweise bezeichnet man die Menge eines Stoffes in der Wissenschaft mit dem Begriff Mol. Kleinere Mengen werden in den relativ bekannten Maßeinheiten milliMol (ein tausendstel Mol) oder mycroMol (ein millionstel Mol) gemessen. Wir wollten jedoch in andere Regionen vorstoßen, in den zeptomolaren Bereich (ein trillionstel Mol). Manchmal hatte ich den Eindruck, dass sich außer uns in diesem Bereich nur noch Homöopathen wohl fühlten.

Ich stieg in den Aufzug, fuhr hoch in den dritten Stock und ging zu meinem Zimmer, einem kleinen Raum von vielleicht acht Quadratmetern. Auf der einen Seite standen zwei Tische nebeneinander, die als Schreibtisch dienten, auf der anderen Seite waren zwei Türme voll Technik, je einen Quadratmeter breit und zwei Meter hoch. Ich war stolz, dass ich ein eigenes Zimmer hatte. Nur wenige hatten das. Im Vergleich zu den Arbeitsbedingungen, die andere Doktoranden aus meinem Semester hatten, waren unsere ideal.

Ich hatte noch nicht meine Tasche abgestellt, als John hereinkam. »Good morning, how are you?« Mit John sprach ich praktisch nur Englisch, wie mit den meisten anderen internationalen Gästen auch, die über die Hälfte der Mitarbeiter hier ausmachten. Viele amerikanische Postdocs waren darunter, aber auch junge Wissenschaftler aus Israel, Spanien, China, Japan, Russland, Südamerika.

»Wir können anfangen«, sagte John, »ich habe die Elektroden schon vorbereitet. O.K.?« – »O.K., John, dann fahre ich mal das Setup hoch«, so nannten wir die zwei Türme mit Technik, »und hole die Zellen.«

Wir machten unsere Untersuchungen an einzelnen Zellen, die wir aus den Nebennieren von Rindern gewannen. Dies war der schlimmste Teil der Arbeit. Nein, nicht das Herauspräparieren der Zellen, das Abholen der Nebennieren.

Dazu fuhr man in einen nahe gelegenen Schlachthof und rannte mit seinem Behälter mit Eis mitten durch das Geschehen. Neben einem wurden gerade ein paar Schafe mit Bolzenschuss erledigt. Dann ging man an den Rindern vorbei, die auf der Waschstraße standen, bis man schließlich dort ankam, wo die Rinder halbiert wurden. Man wartete geduldig, bis man zwei Hälften vor sich hatte, nahm ein großes Messer und schnitt die Nebennieren raus, bevor die Rinder weiterverarbeitet wurden. Man hatte nicht viel Zeit und man musste höllisch aufpassen, dass man nicht selbst halbiert wurde. Während man seinen chirurgischen Schnitt führte, musste man immer auf der Hut sein, dass man nicht ein Stück Fleisch oder irgendwelche Organe an den Kopf bekam. Immer wenn ich da war, wurde nämlich mit Fleischteilen um sich geworfen. Ich hatte den Eindruck, dass sie für den Besuch eine Extraschippe drauflegten, aber ich war mir nicht sicher. Sicher war hingegen: dass ich danach immer zum Eintagesvegetarier wurde. An Schlachthoftagen hätte ich Fleisch allenfalls hinunterwürgen können, obwohl ich es sonst gerne aß.

Ich fand John in dem Raum, in dem die Elektroden vorbereitet wurden. Dort traf ich auch Matthias, der gerade angekommen war. »Morgen, Matz, na, auch schon da?« – »Ja, konnte nicht mehr schlafen, da dachte ich, ich fahr mal hierher.« – »Ich hab ja zum Glück den Politessen-Weckdienst, der mich jeden Morgen rausruft. Gehen wir heute Nachmittag joggen?« – »Können wir machen. So um vier?« – »Muss mal sehen, wie unsere Versuche laufen, aber hört sich gut an. Ich muss zu John, bis später.« – »Hi John, sorry, but …« Jetzt sprach ich wieder Englisch. »Immer noch der gleiche Plan, oder? Ich fahre das Setup hoch und hole die Zellen.« Es dauerte etwa fünfzehn Minuten, um alles anzuschalten. Dann ging ich in den Zellkulturraum, holte die Zellen aus dem Brutschrank und suchte unter dem Mikroskop ausgiebig nach solchen, die vielversprechend aussahen. Diese überführte ich in eine kleine Testschale, die für das Setup bestimmt war.

Schnellen Schrittes ging ich zurück zu meinem Messplatz. Seit Wochen und Monaten arbeiteten wir nun an diesem Problem. Wir hatten uns komplett neu in die Materie eingearbeitet. Ich war sogar nach London geflogen, um an einem Kurs teilzunehmen, der in diese spezielle Technik einführte, und nun, zwei Monate später, waren wir drauf und dran, Messungen zu machen, die vor uns noch keiner gemacht hatte. Wenn dies klappte, hätten wir es geschafft. Wir hätten innerhalb von vier Monaten nicht nur diejenigen eingeholt, die weltweit auf diesem Gebiet führend waren, nein, wir hätten sie sogar überholt. Wenn es klappte … Doch an diese Dimensionen dachte in dem Moment keiner von uns beiden. Wir waren nur darauf fixiert, es weiter zu probieren.

John saß bereits im Arbeitszimmer und hatte einen Papierstreifen-Recorder mitgebracht. »Jetzt kommt es darauf an, denkst du, wir werden Erfolg haben?« – »Wir haben alle dieses eine Abstract gesehen und wir sind alle der Meinung, dass das Rauschen, das sie dort zeigen, das Rauschen ist, welches durch einzelne Signale verursacht wird. Wir brauchen nur eine höhere Zeitauflösung der Messung.« – »Komm, fangen wir an.« Wir schlossen den Chart-Recorder an, stellten die Zellen in das Setup und begannen mit unseren Messungen.

Der erste Versuch schlug fehl, ebenso der zweite und der dritte. »Lass es uns mit einer anderen Zelle versuchen.« Aber auch das brachte uns nicht weiter. »Ist der Chart-Recorder richtig angeschlossen?« – »Ja, sicher.« – »Vielleicht taugt die Elektrode nichts, nehmen wir eine andere.« Eine knappe Stunde später waren wir einen Schritt weiter. »Da, es tut sich was!« – »Yeaaaah!« – »Aber es ist nur ein Anstieg in der Grundlinie, wir können keine einzelnen Signale sehen!« – »Wieso ist das so?« – »Kommt ihr zum Mittagessen?« Es war schon zwölf Uhr. Um die Zeit ging ein Großteil der Abteilung zum Essen. Meist ging auch der Chef mit. Der zehnminütige Fußweg bis zur Kantine, welche am anderen Ende des Instituts lag, war in der Regel die Zeit, in der man Rede und Antwort stehen musste, was man in der Zwischenzeit gemacht hatte.

»Na, was machen die Adrenalinsignale?«, kam auch heute die Frage vom Chef, die einen kurz schlucken ließ. »Wir haben mit den Elektroden leichte Veränderungen in der Grundlinie gesehen, mehr noch nicht.« – »Wir müssen aber noch mehr Elektroden und Zellen ausprobieren, bevor wir eine Aussage treffen können.« – »Was denkt ihr, woran das liegt?« – »Die Zellen sind vielleicht nicht gut, die setzen eventuell keine Stresshormone frei.« – »Wir müssen noch die Kontrolle machen, ob sie überhaupt was freisetzen.« – »Wir könnten eine chemische Bestimmung in der Schale machen, indem wir alle Zellen erregen.« – »Man könnte aber auch mit unserer elektrischen Methode messen, ob sich die Zelloberfläche vergrößert!« – »Es könnte auch an den Elektroden liegen. Wenn die nicht empfindlich genug sind, messen wir vielleicht nur einen Mittelwert von all den einzelnen Ereignissen.« – »Das könnte sein. Wir müssen bedenken, dass die Stresshormon-Moleküle eine Zufallsbewegung ausführen, wenn sie in wässriger Lösung sind.« – »Es gibt noch etwas zu bedenken!« – »Was denn?« – »Es könnte doch sein, dass die Zellen ihre Stresshormone nur an bestimmten Ecken freisetzen und wir mit unseren Elektroden immer an einer weit entfernten Stelle sind.« – »Deswegen sehen wir keine einzelnen Ereignisse.« – »Das würde den Anstieg in der Grundlinie erklären.« Wir waren an dem Gebäude angekommen und stellten uns alle in einer Reihe auf, um auf die Essenausgabe zu warten.

Diesmal wählte ich ein Fleischgericht, da der letzte Schlachthofbesuch schon eine Weile her war und die Eindrücke seitdem abgeklungen waren. Ich setzte mich gegenüber von Michaela an den Tisch, mit der ich zusammen studiert hatte und die in einer anderen Arbeitsgruppe auf derselben Etage arbeitete. »Hallo, Michaela!« – »Hallo!« – »Hast du das Basketballspiel am Samstag gesehen?« – »Ja, klar! Die Halle war wieder rappelvoll und die Stimmung war super, kennst du ja. Warum bist du nicht gekommen, wir haben dich vermisst.« – »Ich konnte nicht, habe mit John bis abends gearbeitet. Seit wir an diesem gemeinsamen Projekt sitzen, läuft die restliche Welt an mir vorbei. Ich hoffe, dass wir damit bald zu einem Durchbruch kommen, dann wird es vielleicht wieder etwas ruhiger. Aber fast jeden Tag von neun Uhr morgens bis elf Uhr nachts ist mir auf die Dauer zu viel. John scheint im Gegensatz zu mir mit Duracell-Batterien zu laufen, er hat echt mehr Energie.« – »Das ist aber wirklich nicht mehr gesund. Lass uns doch mal was zusammen machen, damit du wieder rauskommst.«

Nach dem Mittagessen war höchste Konzentration für das Signalprojekt angesagt. Im Gegensatz zu sonst ging ich nicht in die Kaffeerunde, in der alle noch eine halbe Stunde bei Kaffee und oft auch Kuchen zusammensaßen. Nein, diesmal ging ich geradewegs zu meinem Messplatz. Irgendwie mussten wir doch in der Lage sein, die anderen Gruppen zu überholen. Insbesondere Blackmanns Leute, die waren am weitesten. Doch es würde eng werden.

Ich schaute mir die Ausdrucke des Chart-Recorders noch einmal an, um zu prüfen, ob wir vielleicht irgendetwas übersehen hatten. Das war meine Spezialität. Dafür hatte ich ein Auge. Etwas später kam John herein. »Lass es uns noch einmal probieren.« Wieder versuchten wir unser Glück. Wieder bereiteten wir alles vor, holten neue Zellen, eine neue Elektrode und diesmal stimulierten wir alle Zellen gleichzeitig, um zu sehen, was passierte. Aufmerksam beobachteten wir den Chart-Recorder. Da! Ein Ausschlag! Und was für einer! Genau genommen war der Chart-Recorder am Anschlag und da wollte er auch nicht wieder weg. Wir sahen uns fragend an. »Alle Zellen zu stimulieren war wohl etwas zu viel?« – »Aber wenigstens funktioniert die Elektrode.« Wir holten neue Zellen und probierten es noch einmal.

Diesmal stimulierten wir nur eine Zelle. Zu unserer Überraschung passierte genau dasselbe. Chart-Recorder am Anschlag. Was konnte das nun wieder bedeuten? »Ich denke, diese Elektrode ist kaputt.« – »Probieren wir eine neue.«

Bei jedem neuen Versuch verstrich eine halbe Stunde. Die Zeit verrann, ohne dass wir entscheidend weiterkamen. Doch auch diese Elektrode brachte das gleiche Ergebnis. »Ich denke, die Oberfläche der Elektrode ist zu groß«, sagte John. Unsere Elektroden bestanden aus einer Kohlenstofffaser, so dünn wie ein Haar und von Glas umgeben. Man musste ein kleines Glasröhrchen schmelzen, bis es fast so dünn war wie das Karbonhaar. Wenn das Glas die Faser nicht eng genug umschloss, lag eine große Oberfläche der Faser frei. Und da der Strom, der darüberfließt, proportional zur Oberfläche ist, waren die Ausschläge auf dem Chart-Recorder entsprechend groß. »Du weißt doch, ich habe auch mit anderen Materialien herumexperimentiert. Lass uns doch mal eine Elektrode testen, die mit Polyethylen isoliert ist.« – »Du meinst die, für die du den kleinen PE-Schlauch um die Faser geschmolzen hast?« – »Ja, genau, vielleicht ist da die Oberfläche kleiner. O.K.?«

John holte die Elektroden, die er gemacht hatte, und wir probierten sie aus. Die erste zeigte überhaupt keine Reaktion.

Die zweite zeigte einen leichten Anstieg in der Grundlinie, mehr nicht. Die dritte zeigte wieder keinen Anstieg. Und doch war mir, als sei trotz der bisherigen Misserfolge heute der Tag. Heute würde es klappen. Zwischenzeitlich hatten wir noch einmal neue Zellen geholt.

Mittlerweile hatten außer der Sekretärin und dem Assistenzpersonal auch die ersten Wissenschaftler die Etage verlassen. Es war kurz vor acht. Wir nahmen die vorletzte der neuen Plastik-Elektroden, brachten sie an, stimulierten die Zellen und starrten auf den Chart-Recorder. Und da waren sie, die Signale, auf die wir so lange gewartet hatten. Kleine Zacken, die von der Grundlinie weggingen und wieder zu ihr zurückkehrten. »Yeaaah!« – »Yes!« Wir waren glücklich. Monate harter Arbeit wurden nun belohnt. »Probier eine andere Zelle.« Wir wiederholten das Experiment und es klappte wieder. »Super!«

Alle, die auf dem Nachhauseweg an unserem Zimmer vorbeikamen, steckten erst mal den Kopf herein, um den Ursprüngen dieser seltsamen Geräusche auf den Grund zu gehen. So verbreitete sich die Nachricht schnell in der Abteilung. Wir arbeiteten wie üblich bis 23 Uhr und hatten einige Meter Aufzeichnungen, bevor wir uns endlich aufmachten. »Ich denke, es war ein erfolgreicher Tag.« – »Das kann man wohl sagen.« – »Lass uns noch was essen gehen.« – »O. K.« Wie so oft in den letzten Wochen fuhren wir zu einem gemeinsamen Essen, bei dem wir noch mindestens eine Stunde lang diskutierten, wie wir jetzt weiter vorgehen sollten.

Am nächsten Morgen war es ausnahmsweise leicht, das Wettrennen gegen die Politessen zu gewinnen. Ich fuhr sogar eine halbe Stunde früher ins Institut, um mir die Charts noch mal anzusehen. Nachdem ich sie fast eine halbe Stunde lang eingehend betrachtet hatte, fiel mir etwas auf, das ich bis dahin noch nicht gesehen hatte. In Nervenzellen dauert es nur wenige Millisekunden von der Stimulation der Zelle bis zur

Freisetzung von Neurotransmittern. Wenn ich mir die Charts der Messungen von gestern ansah, dauerte es bei unseren Zellen deutlich länger, mindestens fünfzig bis hundert Millisekunden. Das war neu. Daraus konnte man etwas machen.

Wenige Minuten später kam John ins Zimmer und ich erzählte ihm die Neuigkeit. »Super, das ist eine Veröffentlichung«, sagte er. »Und keine schlechte.« – »Holen wir den Chef.« Es war mittlerweile neun Uhr, die Zeit, in der der Chef normalerweise auftauchte. »Wir müssen Ihnen was zeigen.« – »Was denn?« – »Wir haben einzelne Ereignisse gemessen.« Wir legten ihm unsere Ergebnisse vor und nach einiger Diskussion sagte er: »Ich denke, wir können versuchen, das zur MacMillan Street zu schicken.« Das war es, was wir hören wollten. MacMillan Street war die Adresse der Wissenschaftszeitschrift ›nature‹, einer der beiden angesehensten Zeitschriften für die Naturwissenschaften. Doch das war es nicht, was für uns das größte Lob und der größte Ansporn war. Diese Äußerung allein hätte uns die nächsten Monate weiter hart arbeiten lassen, aber seine Abschlussbemerkung ließ uns unsere Anstrengungen noch verstärken. »Das erinnert mich an unsere Arbeit damals.« Wir wussten, welchen Preis er dafür bekommen hatte, und waren wie elektrisiert.

Auf Brautschau

Die Erfolge beim Theater und bei der Arbeit wirkten sich allmählich auf mein Selbstbewusstsein aus. Ich fühlte mich gut und strahlte dies auch nach außen hin aus. Das veränderte Körpergefühl durch mein neues Karate-Training, durch Radfahren, Laufen und Klettern tat ein Übriges. Nicht zu vergessen die Therapie, durch die ich jetzt sicher wusste, dass ich eine ganz normale Beziehung haben wollte.

Bisher hatte ich nur eine längere Beziehung mit Beate gehabt, doch das war jetzt schon einige Jahre her. Seit ich Therapie machte, suchte ich jede Gelegenheit, um jemanden kennenzulernen. So kam es, dass ich innerhalb nur weniger Monate mehr Erfahrungen sammelte als in den ganzen Jahren zuvor. Doch noch fühlte ich mich wie ein Anfänger. Deshalb ging ich, ganz der Wissenschaftler, systematisch vor und besorgte mir Bücher zum Thema Verführung und Partnerschaft.

Schon bald lernte ich auf einer Party Anke kennen. Sie hatte langes, blondes Haar, grüne Augen und ein charmantes Wesen. Ich sprach den ganzen Abend mit ihr, und wir lachten viel. Am Ende des Abends verabredeten wir uns zu einem Spaziergang am nächsten Tag.

Voll freudiger Erwartung traf ich sie. Ein breites Lächeln stand auf meinem Gesicht, als sie mir entgegenkam. Ich nahm ihre Hand und gab ihr einen leichten Kuss auf die Wange. Jeden Augenblick, in dem wir zusammenwaren, ließ ich sie spüren, wie sehr ich mich freute, mit ihr zusammenzusein. Ich hörte ihr aufmerksam zu und versuchte auf die Dinge einzugehen, die ihr wichtig waren. Ich ließ keinen Zweifel daran aufkommen, dass ich sie ernst nahm. Wir diskutierten ausgiebig, und es wurde ein langer Spaziergang.

Nach diesem erschöpfenden Ausflug kehrten wir noch in einem Teehaus ein. Der Gesprächsfaden wollte einfach nicht abreißen, und nun, da wir uns gegenübersaßen, trafen sich unsere Blicke und hielten einander stand. Unsere Augen ließen nicht mehr voneinander. Anke lächelte entspannt und schloss dabei kurz die Augen. Ich ergriff ihre Hand. Das Schweigen war nicht unangenehm. Erst meine Frage, wann wir uns denn wiedersehen würden, unterbrach die Stille.

Ich traf mich noch ein paar Mal mit Anke, und jede Begegnung mit ihr war schön. Doch Anke blieb nicht die einzige Frau in meinem Leben. Ich ließ kaum eine Gelegenheit aus,

Frauen kennenzulernen. Dabei stellte ich fest, dass ich gut mit ihnen reden, mich auf sie einstellen konnte, und überhaupt hatte ich das Gefühl, sie immer besser zu verstehen.

Hin und wieder geschah es auch, dass eine Frau mit zu mir nach Hause kam und sich die Wege zwischen ihr und meinem Mitbewohner kreuzten. In dieser Zeit wusste ich endlich, dass ich ein Mann war, und ich war mir ganz sicher, dass ich auch ein Mann sein wollte. Das Einzige, was mir nun noch zu meinem Glück fehlte, war die richtige Frau. Die eine. Die, die mich dazu bringen würde, alle anderen zu vergessen und mein großes Bedürfnis nach Harmonie und Treue zu befriedigen. Schon jetzt gab es Frauen, bei denen ich es mir gut vorstellen konnte. Anke etwa lag mir schon am Herzen, und wahrscheinlich wäre vieles anders verlaufen, wenn es zwischen uns endgültig gefunkt hätte. Doch es sollte anders kommen. Noch kannte ich Lucille nicht.

Karriereplanung

Bei der Arbeit ging es jetzt gut voran. Die Ergebnisse, die John und ich mit den Kohlenstofffasern erhalten hatten, hatten sich bestätigt. Nun begann die arbeitsreichste Zeit in meinem Leben. Jeden Tag schufteten John und ich vierzehn Stunden und länger, um mehr zu diesem Thema herauszufinden. Versuch reihte sich an Versuch, und wir bekamen immer exaktere Ergebnisse, die man nun auch statistisch auswerten konnte.

Allmählich kam die Zeit, mit diesen Ergebnissen auch an die Öffentlichkeit zu treten. Dies geschieht üblicherweise auf zwei Wegen: Zum einen schreibt man Artikel für wissenschaftliche Zeitschriften. Zum anderen präsentiert man seine Arbeit in Vorträgen auf nationalen und internationalen Kongressen.

Bei wissenschaftlichen Veröffentlichungen ist es immer so, dass derjenige, der als Autor an erster Stelle steht, auch die meisten Lorbeeren erntet, weil vor allem sein Name zitiert wird. Deshalb mussten John und ich uns einigen, wer von uns Erstautor sein würde, da wir doch annähernd gleich viel beigetragen hatten. Schließlich einigten wir uns, dass John zwar Erstautor sein würde, ich dafür unsere Ergebnisse auf den Kongressen vorstellen würde.

Das bedeutete für mich viel Reisetätigkeit in der nächsten Zeit. Schon bald war es an mir, die gemeinsame Arbeit auf dem Kongress für Biophysik in den USA zu vertreten, eine sehr herausfordernde Aufgabe. Da Egon gerade erst den Nobelpreis erhalten hatte, waren die Augen der Fachwelt natürlich auf das gerichtet, was aus seinem Institut Neues kam. Zusammen mit John hatte ich ein Poster angefertigt, das bei dem Kongress aufgehängt wurde.

Der Andrang war groß. Viele Fragen wurden gestellt von den klügsten Köpfen der Branche. Schon nach kurzer Zeit schwirrte mir der Kopf. Doch gleichzeitig wusste ich, dass das Interesse groß war, und hoffte, dass es auch mit der Veröffentlichung klappen würde.

Und so geschah es auch: Eines Tages erhielten wir einen Brief aus der MacMillan Street. Unsere Arbeit war mit Vorbehalten akzeptiert. Dies hieß, wir mussten zunächst die in der Review aufgeworfenen Fragen beantworten, und dann konnte der Artikel in ›Nature‹ erscheinen. Sofort machten wir uns an die Arbeit. Innerhalb von nur 48 Stunden hatten wir alle Fragen hinreichend beantwortet. Einige Tage später kam die Bestätigung. Unsere Arbeit würde noch in diesem Jahr in ›Nature‹ veröffentlicht werden. Es war geschafft! Jetzt konnte man sich anderen Aufgaben widmen.

Ich hatte ja auch noch meine eigenen Forschungen, bei der ich zu interessanten Ergebnissen gelangt war und die diesmal als Major Paper in der Zeitschrift ›Science‹ veröffentlicht wurden. Und wieder gab es Kuchen für die ganze Abteilung von der Konditorei Helm und Speer.

Alles lief nach Plan, und ich machte mir langsam Gedanken, wie es weitergehen sollte nach meiner Zeit an diesem Institut. Ich schaute mich um nach Orten, an denen ich einen Postdoc machen konnte. Ich hatte schon ein paar Angebote von guten Leuten, die sich eine Zusammenarbeit mit mir vorstellen konnten, aus Deutschland und den USA. Mir war klar, dass es für mich nur eine Stelle in den USA sein konnte.

Schon bald kristallisierte sich heraus, was ich thematisch machen wollte und wo die Leute saßen, die auf dem Gebiet arbeiteten, in das ich hineinstrebte. Schließlich blieben New York und Berkeley übrig. An beiden Orten war ich während eines langen USA-Urlaubs schon einmal gewesen, deswegen fiel mir die Wahl nicht schwer. Damals hatte ich auf dem wunderschönen Campus von Berkeley gesessen und davon geträumt, eines Tages hier zu studieren und zu arbeiten. Jetzt würde ich den Traum von damals wahrmachen können, sobald ich die Zusage des entsprechenden Professors hatte. Also griff ich zum Hörer und rief ihn an.

Nach einem längeren Gespräch einigten wir uns darauf, dass ich eine Probe meiner Veröffentlichungen nebst einem Empfehlungsschreiben faxen sollte. Kurz darauf waren siebzehn Seiten in die USA unterwegs. Ein paar Tage darauf telefonierte ich erneut mit Berkeley und bekam die Zusage.

Nur wenige Monate später hatte ich auch noch ein Stipendium für meinen USA-Aufenthalt erworben, das zusätzlich noch mit eigenem Forschungsgeld ausgestattet war. Alles hatte sich gefügt, und es sah gut für mich aus. Die langfristige Karriere war damit geplant.

Jetzt wollte ich mir noch eine weitere Sprache aneignen. Vor einiger Zeit hatte ich am Institut mit einem Gast aus Spanien zusammengearbeitet. Wir hatten bereits erste Erfolge gehabt und würden zusammen ein Paper machen, so viel stand schon fest. Das war der Auslöser für meinen Wunsch, Spanisch zu lernen. Um die Zeit bis zu meinem Berkeley-Aufenthalt zu überbrücken, plante ich, für ein halbes Jahr nach Spanien zu gehen.

Lucille

Es war ein herrlicher Morgen. Die Sonne schien, und ich schaute voll Freude in den Tag. Ich beschloss, mit dem Fahrrad zum Institut zu fahren, obwohl das immer eine beschwerliche, lange Fahrt war. Aber sie tat mir gut. Ich war einfach fitter, wenn ich auf diese Weise den Tag begann.

Heute war Graduiertenkolleg. Das war nichts anderes als ein regelmäßiges Treffen der Doktoranden. Daneben musste unsere Gruppe noch eine Art Ausbildungsprogramm absolvieren, bei dem wir immer ein paar Tage Praktikum in den Labors der anderen Gruppenmitglieder machten. Heute war ein Praktikum in der Nachbarabteilung an der Reihe, durch das uns Jörg leitete. Mittags gingen wir alle in die Kantine. Jörg hatte sich kurz zuvor von uns verabschiedet mit dem Hinweis, er würde eine Freundin treffen. Und diese Freundin sah ich nun zusammen mit Jörg in der Kantine.

Sie war mittelgroß, hatte schulterlanges, leicht gelocktes brünettes Haar, braune Augen, ein etwas spitz geschnittenes Gesicht und einen verschmitzt wirkenden Zug um den Mund. Sie war nicht einfach nur schön, sie hatte eine Ausstrahlung, eine Aura, die ich faszinierend fand. Irgendwie sprühte sie vor Energie. Was es auch war, ich wusste, dass ich diese Frau kennenlernen musste. Doch wie sollte ich das anstellen?

Beim Verlassen der Kantine kreuzten sich unsere Wege. Jörg stellte mir seine Freundin kurz vor. »Hallo, Ralf, das ist Lucille, eine Freundin aus Marburg. Lucille, das ist Ralf, er ist mit mir in dem Graduiertenkolleg, von dem ich dir erzählt habe.« Lucilles Begrüßung beschränkte sich auf ein Hallo, doch das Hallo ihrer Augen war länger, und ich spürte, als ich in ihre Augen sah, dass etwas in mir schmolz. All die Kraft und das Selbstbewusstsein, das ich in den letzten Monaten entwickelt hatte. Meine lockere Art, mit Frauen umzugehen. All dies war in diesem einen Moment dahin. Wenn unsere Unterhaltung länger gedauert hätte, hätte ich vermutlich angefangen zu stottern.

Danach konnte ich es kaum erwarten, dass sich eine Möglichkeit ergab, Jörg endlich meine brennendste Frage zu stellen: »Mensch, Jörg, du hast ja eine hübsche Freundin. Bist du schon lange mit ihr zusammen?« – »Ach was, ich kenne sie schon eine ganze Weile, aber wir sind nicht zusammen. Sie besucht mich hier, weil sie auch hier arbeiten und ihre Diplomarbeit machen möchte. Sie hat mich gefragt, ob ich ihr helfen kann, eine Stelle zu finden.« – »Und, hast du schon etwas gefunden?« – »Ja, sieht ganz so aus, dass sie in unserer Abteilung anfangen kann. Sie hatte gestern ein Gespräch mit unserem Chef.« – »Na super.« Mehr konnte ich in diesem Moment nicht aus ihm herausholen, weil der Kurs ihn jetzt wieder in Anspruch nahm. Doch Lucille ging mir nicht mehr aus dem Kopf. Der Blick in ihre Augen hatte etwas in mir geweckt.

Am Abend rannte ich aufgeregt in der Wohnung auf und ab. Ich kannte Jörg nicht besonders gut, aber er war jetzt meine Anlaufstelle, wenn ich Lucille kennenlernen wollte. Würde Jörg mir ihre Telefonnummer geben? Ich fand mein Vorhaben gewagt und ungewöhnlich. Sollte ich es dennoch tun?

Ich griff zum Hörer und wählte Jörgs Nummer. »Hallo Jörg, du wunderst dich vielleicht, dass ich anrufe, aber ich habe ein Problem, bei dem nur du mir helfen kannst. Ich habe doch heute deine Freundin Lucille kurz gesehen. Und sie geht mir nicht mehr aus dem Kopf. Ich möchte sie kennenlernen. Kannst du mir ihre Nummer geben?« Zu meiner völligen

Überraschung leistete Jörg nicht den erwarteten Widerstand. »Ja, hmm, ist etwas ungewöhnlich, aber ich denke, es ist O. K., wenn ich dir die Nummer gebe.« – »Du bist ein Schatz, danke dir!«

Teil eins meines Planes war geschafft, ich hatte ihre Nummer. Doch nun begann der schwierige Teil: Ich musste Lucille anrufen. Mir wurden die Knie weich, aber ich musste es jetzt tun. Nervös tippte ich die Nummer ein. Es klingelte. Noch einmal. Am anderen Ende erklang eine zauberhafte Stimme: »Ja, hallo?« Ich legte auf. Scheiße, was hatte ich da nur angefangen? Einen Augenblick später klingelte mein Apparat, aber als ich abnahm und Hallo sagte, wurde am anderen Ende der Hörer schnell wieder aufgelegt. Was war das nun? Hatte sie auch meine Nummer, und hatte sie jetzt zurückgerufen? Oder war das purer Zufall gewesen? Nein, das konnte nicht sein. Das musste Lucille gewesen sein. Ich musste sie jetzt anrufen.

Ich nahm allen Mut zusammen und wählte erneut ihre Nummer. »Ja, hallo?« – »Hallo, Lucille, hier ist Ralf. Jörg hat uns heute kurz einander vorgestellt. Ich habe lange genug in deine Augen geschaut, um zu wissen, dass ich dich wiedersehen will.« – »Ach ja?« – »Ja, du hast eine so faszinierende Ausstrahlung, wie ich das noch nie zuvor erlebt habe. Da habe ich mir gedacht, ich frage Jörg nach deiner Nummer und ruf dich einfach mal an.« – »Ja, schön, dass du anrufst ...«

Nachdem der erste Schock über diese ungewöhnliche Kontaktaufnahme überstanden war, unterhielt ich mich noch eine Weile mit Lucille am Telefon und erfuhr eine ganze Menge über sie. Sie stammte aus der Eifel und hatte die letzten Jahre in Marburg studiert. Nun wollte sie ihre Diplomarbeit machen. Und da Jörg seine Diplomarbeit an einem interessanten Institut geschrieben hatte, wollte sie es ihm nachtun und war auch hierher gekommen. Sie erzählte mir auch, dass sie eine begabte Läuferin war und teilweise an Endläufen auf nationaler

Ebene teilgenommen hatte. Ich vermutete, dass dies zu ihrer Ausstrahlung beitrug. Ich verabredete mich mit ihr, und schon bald darauf traf ich sie.

Ich war total aufgeregt. Ich hatte das Gefühl, nun der Frau gegenüberzustehen, die mein Leben verändern würde. In gewisser Weise sollte sich dies später auch bewahrheiten, aber in einer gänzlich anderen Art und Weise, als ich es vermutet hatte. Ich hatte im vergangenen Jahr viel gelernt über Frauen, und mein Gefühl sagte mir, dass sie die richtige war.

Im Lauf unseres Gesprächs ergab sich ein Ansatzpunkt, wie ich sie wiedersehen konnte. Ich bot ihr an, ihr ein wenig bei ihrer Diplomarbeit zu helfen. Das nahm sie gerne in Anspruch, und in den nächsten Wochen trafen wir uns mehrere Male, meist in ihrer Wohnung, um gemeinsam die Daten zu ihrer Arbeit zu besprechen. Auf diese Art und Weise entwickelte sich allmählich ein Vertrauensverhältnis. Und so kam es, dass wir uns schließlich zu einem gemeinsamen Abend in der Stadt verabredeten.

Bei all den Frauen zuvor hatte ich meine Verführungskünste immer wieder eingeübt, aber bei Lucille konnte ich sie einfach nicht ausspielen. Für mich war es kein Spiel. Ich meinte es ernst und fühlte eine tiefe Zuneigung zu ihr. Es fiel mir schwer, in ihrer Gegenwart locker zu bleiben. Das Einzige, was jetzt half, war meine Kunst zuzuhören.

Ich ließ mich auf die Themen ein, die für sie wichtig waren, und schenkte ihr meine uneingeschränkte Aufmerksamkeit. In einem Augenblick, den ich für geeignet hielt, gestand ich ihr meine Zuneigung. Es war der falsche Moment. Sie erwiderte, dass sie mich zwar möge, aber im Augenblick keine Beziehung wolle. Ich war am Boden zerstört, doch ich ließ es mir nicht anmerken. Wir beendeten den Abend in freundschaftlicher Atmosphäre, doch dann trennten sich unsere Wege.

Zu Hause angekommen, konnte ich meine Gefühle nicht mehr kontrollieren. Ich sackte auf dem Sessel zusammen und fing an zu schluchzen. Ich wünschte mir nichts mehr, als mit dieser Frau zusammenzusein. Was sollte ich jetzt tun? Sollte ich das Ganze einfach auf sich beruhen lassen, meiner Wege gehen und auf eine neue Chance bei einer anderen hoffen? Nein, das konnte ich nicht. Ich würde diesmal nicht aufgeben und mich trollen, wie es bisher immer meine Art gewesen war. Nein, ich würde um sie kämpfen und versuchen, ihr Herz zu gewinnen.

Es blieb mir keine andere Möglichkeit, als ihr weiterhin bei ihrer Arbeit zu helfen. Obwohl ich völlig verzweifelt war und alles hätte hinschmeißen können, rief ich schon am nächsten Tag wieder bei ihr an und verabredete mich mit ihr. Nun, da wir das Thema behandelt hatten und klar war, dass sie keine Beziehung wollte, waren unsere Treffen plötzlich wesentlich entspannter, ja, sie wurden teilweise sogar richtig lustig.

Eines Abends – wir waren zusammen aus gewesen – lud ich sie noch in meine Wohnung ein, die ganz in der Nähe war. Ich machte zwar ein paar verbale Annäherungsversuche und ließ sie von Zeit zu Zeit wissen, dass ich sie begehrte, blieb ansonsten aber gänzlich auf Distanz. Anscheinend hatte der Beweis meiner echten Zuneigung, gepaart mit dem Respekt, den ich ihr entgegenbrachte, auch in ihr etwas bewirkt. Denn plötzlich näherte sie sich mir und gab mir einen Kuss. Ich war überrascht, ließ jedoch geschehen, was jetzt kam. Dieses Mal ging die Initiative ganz von ihr aus. Überwältigt vor Glück, folgte ich jedem ihrer Schritte mit Freuden, und es wurde für uns beide ein erfüllter und glücklicher Abend, nach dem ich mir insgeheim wünschte, dass mir etwas Ähnliches passieren würde wie in dem Film ›Und täglich grüßt das Murmeltier‹. Dass ich jeden Tag aufwachen würde, und es wäre wieder dieser Tag. Das wäre mein vollständiges Glück gewesen. Doch unser Glück war befristet, die Uhr tickte, und meine Abreise rückte immer näher.

Trotz des bevorstehenden Abschieds schien im Moment

alles in bester Ordnung zu sein. Mein Erfolg bei der Arbeit und jetzt Lucille. Die Therapie hatte mich zum Positiven verändert, der Sport hatte mich fitter gemacht, alles verlief wunschgemäß, so schien es zumindest. Im Augenblick war eitel Sonnenschein in meinem Leben, doch allmählich deutete sich auch an, dass ein Unwetter aufziehen würde.

Der Abschied

Es war eine aufregende Zeit gewesen hier in der Stadt, in der ich frei und glücklich gewesen war. Diese Stadt wird für mich immer ein Symbol für eine bessere Zeit bleiben. Aber haben sich die Dinge nicht doch schon dort angekündigt? Nüchtern betrachtet, war es ein schleichender, kaum merklicher Prozess, so unendlich langsam, dass keiner ihn bemerkte, nicht mal ich selbst. Parallel zu den Erfolgen zeigten sich bereits verschiedene Symptome, die den baldigen Ausbruch der Krankheit ankündigten.

Meine Konzentrationsfähigkeit hatte drastisch abgenommen, ohne dass ich es mir eingestehen wollte. Während das Lernen für die Diplomarbeit mir leicht gefallen war, tat ich mich mit dem Lernen für die Promotionsprüfung schwer. Ich konnte mich einfach nicht mehr über längere Zeit konzentrieren und die Menge an Stoff kaum noch aufnehmen. Aber wie passte das zusammen mit meinen Erfolgen bei meiner Arbeit? Genau betrachtet, war ein Teil meines Erfolgs hauptsächlich auf mein gesteigertes Assoziationsvermögen zurückzuführen. Ich brachte plötzlich Dinge in Zusammenhang, die vorher keiner in Zusammenhang gebracht hatte, bewies dabei eine erstaunlich gute Intuition und lag oft richtig.

Ich hatte zwar noch meine Arbeit und meine Kollegen am Institut, die mir Halt gaben, aber viele meiner anderen Freunde sah ich kaum noch. Schließlich hatte ich viel Zeit damit verbracht, mit immer anderen Frauen auszugehen. Dazu die massive Überarbeitung während der Doktorarbeit und nebenher noch die zeitliche Beanspruchung durch das Theater. All dies war nicht spurlos an mir vorübergegangen. Ich war völlig ausgelaugt, merkte es nur noch nicht. Mit meinem starken Willen und all meiner Kraft hielt ich das Bild von einem normalen Leben wahrscheinlich länger aufrecht, als es manch anderem gelungen wäre. Ich war noch nicht zusammengebrochen, aber ich bröckelte schon, ohne es wahrzunehmen.

So kamen der letzte Tag und die letzte Nacht in dieser Stadt, und es war ein Abschied von viel mehr als nur der Stadt, in der ich meine Träume gelebt hatte.

Zusammenbruch

Ankunft in Madrid

Die letzte Nacht war vorüber. Nun gab es keinen Weg mehr zurück. Ich ahnte, dass dies ein Einschnitt in meinem Leben sein würde. Hingegen ahnte ich noch nicht, dass dies das Ende meines bisherigen Lebens war. Noch war ich guter Dinge.

Um elf Uhr vormittags traf ich mich mit Achmed, mit dem ich zusammen diese Reise machte. Vor uns lagen dreiundzwanzig Stunden Fahrt, mehr oder weniger nonstop. Am Hauptbahnhof Atocha in Madrid trennten sich unsere Wege wieder.

Von dort aus fuhr ich weiter zu dem Institut, in dem ich die nächsten Monate arbeiten würde. Ich war total erschöpft, fühlte mich völlig schlapp, versuchte aber durchzuhalten. Außerdem war es verdammt schwer, sich plötzlich allein in einer Stadt zurechtfinden zu müssen, die dreißig Mal so groß ist wie die Stadt, in der man bisher gelebt hat, und viertausend Mal so groß wie der Ort, in dem man aufgewachsen ist. Schließlich fand ich den Weg und kam am Universitätsgelände an.

Die nächste Hürde erwartete mich am Informationsschalter. Ich wollte mich zum Institut durchfragen, wo ich Alfonso und Marcia treffen würde, doch so einfach war das nicht. Hier mussten sich nun die vielen Stunden Spanischunterricht während der letzten Monate bewähren. In gebrochenem Spanisch und in Satzfetzen versuchte ich, die Dame an der Info von meinen Plänen in Kenntnis zu setzen. Irgendwann verstand ich sogar ihre Wegbeschreibung und setzte mich in Bewegung.

In der pharmakologischen Abteilung fand ich dann recht schnell meine Gastgeber. Alfonso begrüßte mich herzlich. Ihm war anzusehen, dass er sich ehrlich freute, so einen Exoten, so einen wissenschaftlichen High Potential für seine Arbeitsgruppe gewonnen zu haben. Dies würde Alfonsos Ansehen und Ruhm mehren. Der Glanz Egons würde durch mich auf ihn abfärben. Alfonso führte mich durch die Abteilung, stellte mich allen vor, die dort arbeiteten, und zeigte mir auch den Raum, in dem ich den neuen Messplatz aufbauen sollte.

Mittlerweile war es Mittag, und Alfonso nahm mich mit zum Essen. Das war gut, denn ich hatte lange Zeit nichts mehr gegessen. Für deutsche Verhältnisse war es schon relativ spät, gegen vierzehn Uhr, doch hier genau die richtige Zeit. Die typisch spanischen Tapas waren für mich etwas Neues. Die vielen kleinen Portionen, die es von allem gab: ein kleiner Teller mit ein paar Oliven, ein paar Stücke Käse, Anchovis, die spanische Salami Chorizo und der besonders leckere spanische Schinken Jamon Pata Negra.

In der Zwischenzeit war auch Marcia zu uns gestoßen, und es gab viel zu erzählen. Ich berichtete von der langen Fahrt hierher und was es Neues in Egons Abteilung gab, an welchen Projekten Egon und seine Mitarbeiter gerade saßen und wie seine Pläne für die nahe Zukunft aussahen. Auch Alfonso hatte weit reichende Pläne für sein eigenes Labor, und ich war ein wichtiger Teil davon. Ich sollte die Messmethode, die wir in Egons Labor entwickelt hatten, nun auch hier etablieren und zum Laufen bringen. Alfonso versprach, dass er, Marcia und Luigi mir alle Unterstützung zukommen lassen würden, die ich brauchte.

Nachdem wir uns auf die grobe Richtung geeinigt hatten, in der wir vorgehen wollten, tat ich noch meine Absicht kund, so schnell wie möglich an einem Sprachkurs teilzunehmen. Begeistert war Alfonso nicht darüber, dass ich meine wertvolle Arbeitszeit verschwenden wollte, um Spanisch zu lernen. Andererseits gefiel ihm aber mein Interesse an Land und Leuten.

Nach dem Essen brachte Alfonso mich zum Collegio Major San Miguel, wo ich ein Einzelzimmer hatte, das für Gäste der Universität vorgesehen war. Hier sollte ich die nächsten Monate unter weit über hundert Studenten verbringen.

Die Nacht der Dämonen

Wir verabredeten uns für den nächsten Morgen, und dann war ich allein.

Nach und nach trug ich die Sachen aus meinem Auto in mein Zimmer hinauf. Es war ein kleiner Raum von vielleicht zwölf Quadratmetern, in dem ein Bett, Schreibtisch, Regal und Schrank standen. Mehr brauchte man doch auch nicht, oder? Zusätzlich gab es noch ein kleines Badezimmer mit Klo und Dusche. Das war es dann aber auch. Die Einrichtung war recht rustikal gehalten, alles war aus Holz gefertigt und machte einen stabilen Eindruck.

Drei Mal musste ich die Treppen hoch- und runterlaufen, um all das, was ich mitgebracht hatte, in der kleinen Bude unterzubringen. Als ich damit fertig war, machte ich mich nochmals auf den Weg, um die Umgebung zu erkunden.

Dabei stieß ich auf einen großen Supermarkt. Er war voller Menschen, es war laut und bunt, und irgendwie hatte ich ein komisches Gefühl, aber ich riss mich zusammen. So sind eben die Eindrücke, die man in einem neuen Land sammelt. Ich versuchte mich mit dem Sprachschatz, den ich mittlerweile erworben hatte, durchzuschlagen und stellte fest, dass ich noch enorme Lücken hatte. Ich freute mich deshalb auf den Besuch der Sprachschule. Schnell hatte ich ein paar Kleinigkeiten für das Abendessen zusammen, darunter ein paar Dosen Bier – schließlich wollte ich meine Ankunft hier feiern.

Im Wohnheim baute ich meinen Ghettoblaster auf, legte eine CD ein und öffnete eine Dose Bier. Nun war es Zeit, sich in Ruhe zurückzulehnen und ein gutes Buch zu lesen. Von Lucille hatte ich ja eines zum Abschied geschenkt bekommen. Ich schlug also das Buch auf, in dem von Narziss und Goldmund zu lesen war.

Es ließ sich ganz interessant an. Ich musste das Buch nahezu am Stück lesen, denn Lucille hatte gesagt, sie sei wie Goldmund. Und schließlich wollte ich doch mehr erfahren über sie. Also vertiefte ich mich in das Buch und las und las. Mittlerweile hatte sich ein Zweifel in mir breitgemacht, der sich noch nicht ganz an die Oberfläche meines Bewusstseins traute. Aber da schwelte etwas, da war eine ganz explosive Mischung vorhanden. Wenn man eine Zeit festmachen möchte, in der der Schalter umgelegt wurde von Normalität zu Wahnsinn, dann waren es die nächsten Stunden.

Goldmund war eine wahre Frohnatur, die es nicht so genau nahm und sexuell auch gerne mal über den Tellerrand blickte. So verstand ich das zumindest. Lucille nahm es also nicht so genau mit den sexuellen Kontakten. Hallo! War das ihre Art, mir zu sagen, dass sie auch mit anderen Männern ins Bett ging? Es kochte in mir, und ich wusste nicht mit den Gefühlen umzugehen, die mich in diesen Momenten überwältigten.

Ich war Tausende von Kilometern entfernt in einem fremden Land mit einer Sprache, die ich kaum verstand. In einem Haus, in dem ich keinen kannte. Und jetzt las ich, dass Lucille fremdging. Das hieß es doch, oder? ODER?

Ruckartig sprang ich auf. Der Stuhl kippte um. Nervös rannte ich im Zimmer auf und ab. Was sollte ich jetzt tun? Am liebsten wäre ich gleich wieder zurückgefahren. Ich musste irgendwohin mit meiner Aggression. Ich schubste den Stuhl durchs Zimmer und hieb mit der Faust auf den Tisch ein. Na warte, dir zeige ich es! Ich öffnete ein Bier und schüttete es in mich hinein.

Plötzlich musste ich an die schicken Strumpfhosen und den Body denken, die ich für Lucille gekauft hatte. Ich hatte ihr noch nie solche Geschenke gemacht, aber ich hatte es mir gewünscht, sie einmal in diesen Sachen zu sehen. Daraus würde jetzt nichts mehr werden! Ich riss die Verpackungen auf und zog die Sachen aus den Hüllen. Ich war so verletzt, dass mir die Tränen kamen.

In diesem Moment schien das ganze Gebäude meines geheuchelten Lebens zusammenzustürzen. Ich weinte vor Schmerz und Wut. Hoffnungslosigkeit machte sich in mir breit. Ich hatte keinen Willen mehr. All die vielen Stunden Therapie lösten sich in Luft auf. Das ganze Selbstbewusstsein, das ich in den letzten Jahren entwickelt hatte, schien in diesem einen Augenblick zu verschwinden. Die Dämme brachen, und all die angestauten Aggressionen kamen hoch.

Ich hatte immer versucht, ein perfekter und vorbildlicher Mensch zu sein, aber jetzt überrollte mich eine Welle des Hasses. »Nein, das kann nicht sein, ich bin gut, ich kann meine Gefühle in den Griff bekommen. Sie haben keine Macht über mich«, versuchte ich mich selbst zu beruhigen. Ich versetzte dem Stuhl einen Tritt. »Ich kann nichts Böses tun, ich habe nur positive Gedanken.« Ich holte das Einzelkämpfermesser heraus, das ich dabeihatte. Meine Hand krampfte sich um den Griff.

Wie konnte eine Frau mich auch ernst nehmen? Weinend und resigniert zog ich den Body und die Strumpfhosen an. Sie waren mir viel zu klein, aber irgendwie musste ich jetzt etwas tun, um mich zu bestrafen. Dafür, dass ich nicht Mann genug war, mit einer Frau zusammenzusein, die nicht fremdging. Ich wäre sowieso besser eine Frau. Man hatte es ja schon immer gewusst. Man hatte es mir ja schon immer angesehen.

Mittlerweile war es für mich eine Tatsache: Lucille war ständig mit anderen Männern im Bett. Es konnte nicht anders sein. Meine Hand entkrampfte sich, und die Klinge fiel mir aus der Hand. Ich öffnete die Flasche Gin. Das erste Glas leerte ich in einem Zug. Für das nächste ließ ich mir mehr Zeit. Ich fühlte die Stille. Ich war jetzt ganz ruhig. Der Alkohol wirkte entspannend.

In diese ausdruckslose Stille traten sanft die Gedanken: »Sie betrügt dich.« – »Du bist ein Versager.« – »Du solltest eigentlich eine Frau sein.« Sie kamen langsam und waren gar nicht aggressiv. Seine Wut war weg, und auch die Tränen verebbten langsam. Er hatte einen Kampf geführt, sein ganzes Leben lang. Ich wusste es in diesem Moment. Ich hatte immer versucht, ein normales Leben zu führen, immer. Ich hatte es fast geschafft und schon viel erreicht auf dem Weg. Aber in diesem Augenblick ging etwas in ihm verloren. Etwas war jetzt anders. Er konnte es nicht beschreiben, doch die starke Emotion, die ihn überflutet hatte, hatte ihn das erste Mal über eine Schwelle geführt.

Er musste jetzt etwas tun. Sich dafür bestrafen, dass er kein richtiger Mann war. Er ging in die Toilette und schloss sich dort ein. Später zog er sich aus, warf die Sachen in eine Ecke des Schrankes, ging ins Bett und schlief ein.

Verfolgt

Am nächsten Morgen hatte er einen schlimmen Kater, sodass er nach dem Aufwachen erst einmal ein Aspirin nehmen musste. Was war das für ein Höllenritt gewesen? War er denn irre? Er hatte gehofft, es endlich überwunden zu haben. Ihm kamen wieder die Tränen. Er schluchzte. Mit zittrigen Händen griff er zu seinem Ideen- und Tagebuch und schrieb eine kurze Notiz hinein. Dann machte er sich fertig für den Alltag. Es musste wieder Normalität einkehren.

Im Institut kam er relativ früh an. Die Arbeit ging ihm, trotz der schrecklichen Nacht, leicht von der Hand. Gegen

Mittag brachte ihm jemand einen verschlossenen Umschlag. Es war ein Fax von Lucille. Sie hoffte, dass er gut angekommen war, und schrieb ihm ein paar nette Zeilen zur Aufmunterung. Er war gerührt und freute sich darüber, unterdrückte sogar ein paar Tränen der Erleichterung. Vielleicht war ja doch alles in Ordnung, und er hatte die Zeichen nur falsch interpretiert? Ein Gefühl der Scham überfiel ihn rauschartig. Rasch blickte er sich um. Wurde er beobachtet? Nein.

Plötzlich schoss die Erinnerung an den letzten Abend wieder in sein Gedächtnis. War er völlig durchgedreht? Er musste zurück ins Wohnheim.

In seinem Zimmer holte er die Klamotten, die er gestern zusammengeknüllt hatte, aus dem Schrank und packte sie ein. Auf dem Weg zur Sprachschule hielt er kurz an und stopfte die Plastiktüte in einen Abfalleimer am Straßenrand.

In der Sprachschule meldete er sich für einen vierwöchigen Kurs an, bei dem er jeweils vormittags drei Stunden Unterricht haben würde. Dies war, was er wollte: endlich die Sprache vernünftig lernen, damit er sich mit den Leuten verständigen konnte. Den Rest des Tages arbeitete er.

Abends kam er erschöpft im Collegio an. Es gab dort eine Kantine, in der ab neun Uhr Mahlzeiten serviert wurden. Verdammt spät. Kurz vor neun ging er hinunter, setzte sich an den nächstbesten Tisch und schaute sich um. Es war ein großer Raum, und er war gut besucht. Großer Lärm herrschte, und die Gesprächsfetzen hingen wie dunkle Wolken über den Tischen. Er fühlte sich sehr unwohl, bekam ein wenig Angst. »Sie reden über dich!« Hastig schlang er das Essen hinunter und ging schnell wieder in sein Zimmer.

Nachdem er ein paar Mal durchgeatmet hatte, wurde er ruhiger. Er musste zugeben, dass die ersten Tage hier sehr hart gewesen waren. Darüber hinaus machten ihm die vielen hübschen jungen Spanierinnen, insbesondere hier im Collegio, zu schaffen. Und obwohl er sich immer wieder gesagt hatte, dass er ja schon vergeben sei, war er in dem Augenblick, in dem er *sie* gesehen hatte, wie vom Blitz getroffen. Klein und drahtig war sie, mit Rundungen in genau der richtigen Größe, langem, ebenmäßig schwarzem Haar und blauen Augen. Sie hatte einen unnahbaren, fast abweisenden Gesichtsausdruck gehabt, aber er war vom ersten Moment an fasziniert gewesen von dieser Frau. Ein Schwall von Gefühlen übermannte ihn. Über diese Begegnung musste er etwas zu Papier bringen. Er schrieb ein paar spanische Sätze auf und schlug ein Wort nach, »Blitz«, »relámpago«.

Jetzt, da er Zeit hatte, kamen auch die Gedanken wie Blitze wieder in sein Gedächtnis. »Sie wird nichts von dir wollen.« – »Du bist doch kein richtiger Mann.« – »Lucille ist fremdgegangen.« Aber sie hatte ihm doch dieses nette Fax geschrieben. »Das war nur ein Trick, um dich in Sicherheit zu wiegen, nun kann sie ungehindert fremdgehen.« – »Quatsch, so ein Scheiß, das macht sie nicht.« Er trank noch ein Bier und schlief bald ein.

Am nächsten Morgen erschien er um sieben Uhr in der Kantine. Er war ein wenig ängstlich wegen der Erfahrung vom Vorabend, aber um diese Uhrzeit war es ganz ruhig. Nur eine Hand voll Leute saß da, mehr oder weniger schweigend. Er war erleichtert. Zum Frühstück gab es eine Tasse Kaffee und zwei Plätzchen – das war alles. Ralf stellte sich verwundert die Frage, wie man mit einem solchen Frühstück von sieben Uhr morgens bis zum Mittagessen um vierzehn Uhr durchhalten konnte.

Auf dem Weg in sein Zimmer bemerkte er, dass zwei Frauen mittleren Alters zu ihm herübersahen und miteinander tuschelten. Es waren die Putzfrauen, und er war sich sicher, dass sie über ihn sprachen. Angst schoss in ihm hoch, und er beschleunigte seine Schritte. Was, wenn sie ihn entdeckt hatten? Hatten die Putzfrauen seinen Schrank durchwühlt und die Strumpfhose und den Body gefunden? Panik meldete sich.

»Jetzt haben sie dich!« – »Du kleine Nutte!« – »Jetzt haben sie dich endlich!« Er atmete ein paar Mal tief durch und wünschte den Frauen auf dem Flur freundlich einen guten Morgen.

Der erste Vormittag in der Sprachschule verlief sehr angenehm. Ralf bemerkte, dass er schon Fortschritte gemacht hatte. Mit Jeanette, einer anderen Schülerin, verabredete er sich für das Wochenende.

Am Samstag schlief er erst einmal aus. Tagsüber erkundete er das Wohnheim und stieß dabei auf die Bibliothek. Er beschloss, den restlichen Tag dort zu verbringen und Spanisch zu lernen. Immer wenn er zwischendurch aufschaute, meinte er zu bemerken, dass ihm die Leute komische Blicke zuwarfen. Es war so still und ruhig in der Bibliothek, irgendwie gruselig.

Am Abend brach Ralf zu seinem Treffen mit Jeanette auf. Auf dem Weg zur U-Bahn-Station hatte er den Eindruck, dass er verfolgt wurde. Er war sich ganz sicher, dass er zwei Gesichter gesehen hatte, die er aus dem Wohnheim kannte. Als er einmal stehen blieb, blieben die beiden anderen auch stehen. Er wurde nervös. Sie nahmen auch dieselbe U-Bahn. Ein paar Stationen lang beobachteten sie sich gegenseitig. Ralf beschloss daraufhin, früher auszusteigen. Die beiden folgten ihm. Also wartete er ein paar tiefe Atemzüge lang und sprang dann schnell wieder in die U-Bahn zurück. Bevor der Zug im Tunnel verschwand, bemerkte er, wie die beiden zum Ausgang gingen. Wurde er nun verfolgt, oder war es reiner Zufall, dass die zwei ihn ein Stück begleitet hatten?

Der Abend mit Jeanette verging wie im Flug, und Ralf kehrte spät zum Wohnheim zurück. Doch als er dort ankam, war noch viel Licht und Lärm im Haus. Kaum hatte er seine Zimmertür hinter sich verschlossen, klopfte es. Ralf schlug das Herz bis zum Hals. Wer konnte das sein? Er öffnete vorsichtig die Tür. Vor ihm stand Alfredo, einer der anderen Hausbewohner, der ihn am Morgen schon in der Hausbar angesprochen hatte. Er lud Ralf ein, noch ein bisschen mitzufeiern. Ralf zögerte, doch dann ließ er sich überreden.

In dem Zimmer, in das sie kamen, lief laute Musik, und etwa sechs Leute unterhielten sich angeregt. Bei Ralfs Erscheinen herrschte für einen Augenblick Stille. Alle sahen ihn an. Er fühlte, wie plötzlich Scham und Angst in ihm aufstiegen. Wurde er hier vorgeführt? Doch nachdem Alfredo ihn vorgestellt hatte, gingen die Gespräche wieder los, und mehrere Leute redeten auf ihn ein. Sie sprachen über die verschiedenen Landschaften, die es in Spanien gab, und wie Kastilien und Katalonien sich unterschieden. Dann musste Ralf erzählen, wo er herkam, was er studiert hatte und was er hier an der Universität machte.

Als die Nacht voranschritt, wurden die Themen immer ausgefallener. Plötzlich kam das Gespräch auf Transsexuelle. Und während Ralf in den Gesprächen zuvor ruhig und gelassen geblieben war, schoss ihm jetzt das Blut in den Kopf. Sie sprachen über Menschen, die nicht glücklich waren in ihrem Körper, über Männer, die eigentlich Frauen sein wollten. Und sie fragten Ralf, ob er so etwas auch kenne. Von da an konnte Ralf der Unterhaltung nicht mehr folgen. Ein einziger Gedanke beherrschte ihn: Ja, es war wahr, bereits am ersten Tag war sein Zimmer durchsucht worden und man hatte die Klamotten gefunden, die er so schnell wieder entsorgt hatte. Deshalb glaubten sie nun, dass er ein Transsexueller war.

Rasch verabschiedete sich Ralf und ging in sein Zimmer. Als Erstes holte er die Flasche Gin hervor und goss sich einen kräftigen Schluck ein. Während er allmählich die ganze Flasche leerte, holte er sich ein paar Zettel und schrieb in einer Mischung aus Deutsch, Englisch und Spanisch seinen ganzen Frust auf. In den frühen Morgenstunden ging er ins Bett und schlief bis Sonntagmittag. In dieser Hinsicht hatte er sich schon an die Gepflogenheiten im Wohnheim angepasst.

Nach dem Aufwachen grübelte Ralf, was er wohl tun könne,

jetzt, da er entdeckt worden war. Er war der Verzweiflung nahe. Wie sollte es weitergehen? Sein ganzes bisheriges Leben zerfiel in Scherben. Er würde bloßgestellt und verspottet werden. Er würde seinen Job verlieren. Alle Freunde würden sich von ihm abwenden. Was konnte er denn jetzt noch tun? Er war verloren. Man würde alle Erkenntnisse über ihn in die Welt hinausposaunen. Wie sollte er da seine Beziehung zu Lucille aufrechterhalten? Aber die ging ja sowieso fremd.

Es bildete sich eine gefährliche Mischung aus Angst, Wut und Verzweiflung, die ein Loch in sein Herz fraß. Ralf entschloss sich, erst einmal ins Auto zu steigen und ein wenig herumzufahren. Dabei gelangte er in eine Gegend, in der mehrere hübsche, herausgeputzte Frauen auf der Straße herumliefen. Mit einem Mal bekam Ralf wieder dieses Herzklopfen. Kurz entschlossen hielt er an, bat eine der Frauen zu sich ins Auto und fuhr davon.

Am Montagmorgen ging er zur Arbeit, als ob nichts gewesen wäre, und beschloss, das Ganze auf sich beruhen zu lassen. Dennoch schien es ihm, als ob sein Leben bereits an dieser Stelle zu Ende war. Gerade, als es angefangen hatte, richtig gut zu werden, hatte er alles versaut. Vielleicht konnte er zumindest seine Arbeit retten.

An der Universität traf er Marcia, die ihn fragte, wie denn sein Wochenende gewesen sei und ob er sich wohl fühle im Wohnheim. Er geriet ins Grübeln. Wusste man denn auch hier schon Bescheid über ihn? Ja, es sei ganz O.K., sagte er.

Im Lauf des Vormittags brachte ihm ein Bote einen Umschlag – wieder ein Fax von Lucille. Er ging auf die Toilette, las das Fax und fing an zu weinen. Er weinte nicht über das, was sie geschrieben hatte, sondern über das, was er getan hatte. Eigentlich war er doch immer ein Mensch gewesen, der Freundschaft, Ehre und Treue hochgehalten hatte, doch mittlerweile war er so verkommen, dass ihm nichts mehr wichtig war. Wie hatte er das nur der Frau antun können, die ihm so viel bedeutete? Er schwankte zwischen dem Gefühl, dass ihm alles scheißegal war, und dem Gefühl, dass er einen großen Verlust erlitten hatte. Hatte er nicht die Sicherheit der vertrauten Stadt und der für ihn so wertvollen Freundschaften weggeworfen für die vage Hoffnung auf ein zweifelhaftes Abenteuer in einem fremden Land? Er war ein Jahr zuvor hier gewesen, hatte zwei Vorträge gehalten und dabei einen so guten Eindruck gewonnen, dass er längere Zeit hier verbringen wollte. Allerdings hatte er es sich mehr wie Urlaub vorgestellt. Doch nun das: Untergang statt Urlaub. Er wischte sich die Tränen aus dem Gesicht und ging wieder an seinen Schreibtisch.

So vergingen die Wochen, und Ralf wurde ständig von Gefühlen der Verzweiflung und grenzenloser Verlorenheit heimgesucht. Einen klaren Feind hatte er mittlerweile ausgemacht: seine Sprachlosigkeit. Statt sich auf seine Arbeit zu konzentrieren, konzentrierte er sich auf sein Unvermögen, hinreichend in der spanischen Sprache zu kommunizieren.

Er lernte unbeirrt. Jeden Morgen besuchte er den Sprachunterricht, abends setzte er sich oft in die Bibliothek und lernte eifrig Vokabeln und Grammatik. An den Wochenenden ging er meist mit Alfredo und einigen anderen in die Stadt und unterhielt sich über alles Mögliche, so gut es ging in Spanisch. Aber auch das konnte das Gefühl der Verfolgung, das er jetzt fast immer empfand, nicht vertreiben.

Eines Abends war es so schlimm, dass er seinen Bruder anrief und ihm alles bis ins Detail erklärte: dass er hier verloren sei, auf einsamem Posten, und dass er verfolgt werde, dass man sein Zimmer durchsuche und so weiter. Doch sein Bruder wusste ihm nicht recht zu helfen und hatte nur ein paar tröstende Worte für ihn übrig. In diesem Augenblick machte Ralf sich keine Gedanken darüber, wie viel Kummer er durch seine unmotivierten Anrufe seinen Angehörigen bereitete.

Mittlerweile achtete Ralf auf jede Kleinigkeit. Er wusste genau, dass er beobachtet und ausspioniert wurde. Er konnte es fühlen. Alle sprachen über ihn, aber keiner sprach mit ihm. Und nach einer Weile hatte er endlich Beweise. Da sie ja in seinem Schrank, den sie ständig durchsuchten, keine Frauenkleider mehr fanden, spekulierten sie darüber, wo er die Sachen denn nun versteckt hielt. Offensichtlich vermuteten sie, dass er sie im Auto aufbewahrte. Das schloss er aus der Tatsache, dass in seiner Gegenwart das spanische Wort »coche« für »Auto« immer wieder fiel.

Das mit der Häufung von Wörtern war so eine Sache. Manche hörte er öfter und schlug dann ihre Bedeutung nach, damit er sich einen Reim darauf machen konnte, was das mit ihm zu tun hatte. Denn dass alles, was er hörte und sah, irgendwie mit ihm zu tun hatte, stand für ihn absolut fest.

Eines Samstagnachts – er saß mal wieder in seinem Zimmer und betrieb Sprachstudien – wurde im Wohnheim unüberhörbar eine Party gefeiert. Es wurde laut gesprochen, gelacht und getanzt. Zu später Stunde machte ein ganzer Pulk von Leuten vor seiner Tür Halt und rief: »Pinchar, pinchar!« Er schlug das Wort sofort nach und stellte fest, dass es so viel wie »abstechen« hieß. Ihm wurde ein wenig mulmig zumute.

Als eines Morgens einer seiner Autoreifen platt war, fiel dieses Wort wieder. Ein junges Mädchen deutete auf den Reifen und sagte »pinchar«. Vielleicht hatten die anderen ja nur den Autoreifen gemeint und nicht ihn. Aber er war sich nicht sicher. Womöglich hatten sie seinen Autoreifen zerstochen, damit er keinen Verdacht schöpfte, dass sie eigentlich ihm an den Kragen wollten.

Dann ereilte Ralf eine Nachricht, die ihn vollends zum Kippen brachte. Der Pförtner des Wohnheims richtete ihm aus, dass er sich zu Hause bei seinen Geschwistern melden solle. Also eilte er zur Telefonzelle und rief seinen Bruder an. Dieser berichtete, dass ihre Mutter beim Gassigehen mit dem Hund gestürzt sei, sich ein Bein gebrochen habe und nun im Krankenhaus liege. Doch das war noch nicht die ganze Geschichte. Da sie seit ewigen Zeiten nicht mehr im Krankenhaus gewesen war – wie gesagt, selbst Ralfs Geburt hatte sie zu Hause bewerkstelligt –, hatte man sie gründlich untersucht und festgestellt, dass sie Krebs hatte. Und dieser hatte bereits so weit von ihrem Körper Besitz ergriffen, dass man gar nicht mehr erkennen konnte, wo der eigentliche Herd war. Man gab ihr nur noch wenige Monate.

Diese Nachricht traf Ralf wie ein Schock. Seine Mutter todkrank – das war etwas, das er nicht fassen konnte.

Dennoch vereinbarte er mit seinem Bruder, dass er nicht sofort, sondern erst an Weihnachten nach Hause kommen würde. Ralf hatte sowieso vorgehabt, über die Feiertage seine Familie, ein paar Freunde und vor allem Lucille wiederzusehen.

Nach dem Telefonat zog sich Ralf auf sein Zimmer zurück. Es war helllichter Tag, doch in ihm war es dunkel. Den ganzen restlichen Tag grübelte und trank er, malte einige Dinge auf einen Zettel. Wenn seine Mutter Krebs hatte, gab es dann einen Zusammenhang zwischen dem Menschen und dem Planeten Erde? War der Mensch das Krebsgeschwür von Gaya? Und spielte er, Ralf, eine Rolle dabei?

Ralf begann einen Dialog mit dem Papier vor sich auf dem Schreibtisch. Er machte sich nicht groß Gedanken über das, was er aufschrieb, es floss ihm einfach aus der Feder. Immer wieder griff er zum Stift. Meist brachte er zunächst eine Vokabelübung zu Papier. Dann hatte er plötzlich eine Assoziation, oder ein Wort gefiel ihm besonders gut. Das schrieb er dann auf. Dazu fielen ihm ähnliche Wörter ein. Die schrieb er darunter. Im Englischen und auch im Deutschen gab es häufig verwandte Wörter. Er schrieb die Varianten untereinander. Er begann zu ahnen, dass sich in den Sprachen geheime Botschaften verbargen. War er der Erste, der das erkennen sollte? War das vielleicht der Grund, warum er hier war? Die ganze

Erde war vielleicht nur eine Art Schachspiel von mächtigeren Wesen. Welche Rolle spielte er?

Damals im Kunstunterricht hatte er ein Bild gemalt, eine sogenannte »permanente Formvariante«. Dazu malte man verschiedene kleine Bilder, in denen sich allmählich etwas entwickelte. Bei ihm war es ein roter Ballon gewesen, der langsam, von Teilbild zu Teilbild, immer größer und dabei rosa wurde. Im letzten Bild sprengte der Ballon den Rahmen. Würde Ralf den Rahmen sprengen? Das Krebsgeschwür sprengt die Gewebe, in denen es wuchert. Gaya ist in Gefahr. Er musste die Botschaft entschlüsseln!

Bestimmt hatte schon vor ihm jemand erkannt, dass es eine solche Botschaft gab. Hatte nicht Leonardo da Vinci, das große Allroundgenie, immer in Spiegelschrift geschrieben? Das musste doch einen Grund haben. Hatten die Wörter eine andere Bedeutung, wenn man sie in umgekehrter Reihenfolge aufschrieb? Veni, Vidi, Vici – ja, er hatte es: Veni, Vino, Vinci – das musste es sein.

Heimliche Helfer

Ralf ahnte, dass sich mittlerweile eine kleine Armee gebildet hatte, die gegen ihn ins Feld zog. All die Studenten berieten sich wahrscheinlich ständig, was sie mit ihm anstellen konnten. Er brauchte jetzt Verbündete in seinem Kampf, wusste aber nicht, wo er sie rekrutieren sollte. Denn wen kannte er schon? Ein paar Leute von der Uni. Aber er bezweifelte, dass er ihnen trauen konnte. Und seine Bekannten aus dem Wohnheim? Die waren sicher nur damit beauftragt, ihn besser auszuspionieren. Wer blieb da noch? Keiner. Oder vielleicht doch?

Wenn er sich in seinem Zimmer aufhielt und ganz ruhig war und lauschte, dann war da etwas. Erst war es nur ein leichtes

Raunen. Doch immer wenn er kurz innehielt und genau hinhörte, war da einer. Vielleicht jemand, der ihm helfen konnte? Manchmal erschien es ihm, als kämen einige seiner Gedanken gar nicht von ihm. Sie wurden ihm eingegeben. Das waren bestimmt Helfer, die ihn mit guten Ideen versorgten. Er konnte sie hören: »Tu das nicht.« – »Versteck dich hier.« – »Verbrenn doch den Zettel.« Immer waren sie rechtzeitig zur Stelle, um ihn vor einer unbedachten Dummheit zu schützen.

Sie waren immer nett und wohlmeinend. Zumindest am Anfang. Mittlerweile musste er gar nicht mehr still sein und lauschen, um sie zu hören. Nein, sie waren jetzt häufig da. Sie waren seine strategischen Helfer. Sie gaben ihm Tipps, wie er wichtige Informationen vor seinen Verfolgern geheim halten konnte. Und sie rieten ihm auch, wie er eine Information am geschicktesten platzierte, damit seine Verfolger sie lasen. Doch manchmal mischte sich ein böser Unterton in ihre Ratschläge. Dann, wenn sie nicht zufrieden waren mit ihm. »Du bist ein Idiot.« – »Du kannst das nicht.« – »Sie werden dich erwischen.« In letzter Zeit kamen solche Kommentare immer häufiger von seinen heimlichen Helfern.

Verzettelt

Nun begann eine Zeit, in der seine Kommunikation hauptsächlich darin bestand, den inneren Stimmen Mitteilungen auf Zettel zu schreiben, denn nach außen hin erhielt er die Fassade zwar aufrecht, aber innerlich konnte er es nur noch aushalten, indem er sich hin und wieder betrank und die Wahrheit auf Zettel schrieb. Diese Zettel waren so etwas wie der Versuch, mit den Leuten, die sich ihm gegenüber verleugneten, in Kontakt zu treten. Seine Verfolger mussten doch auch seine Zettel finden, auf denen er sie um Hilfe und Verständnis bat. Er beschimpfte und verfluchte sie. Er gab ihnen

Rätsel auf. So entstanden einige »Klassiker« seiner Schizophreniegeschichte.

?Three, Tree   Free
Relativity
makeup Make Up   Reality   Relaality

Enter Retten   Plan E. T.

A tick   Ethik Kite Chaos Socks
    Moral la Rom
    O'Door
?   Rom
    Room
    Romulaner   Schallendes Gelichter

Deutsch   in formation
English   in formation
Espagnol   in formation

Mature Anna
?
This time, do not go back and look !!!!!

?

RePutation
ParaDice

DekaDance

Comepair

ODoors

When the Door opens, the walls come down! Sur Realism
?
?
RehNe Ma gritter

Romulus und Remus Rehmuss

Once Upon a time, a question was planted in my soul:

Am I wright or am I wrong?

Wo man Worte verbrennt verbrennt man am Ende auch Welten.
?
?Tor? Er=o   Mi rror
E rror   n   iraK   der Tor

Who am I, Who was I, Who will I be
belive Samna

What is my cReim, my cRhyme ?

Die Ergebnisse seiner gestrigen Arbeit zeigten eindeutig einige philosophische Ansätze, wie etwa die eingehende Beschäftigung mit dem biologischen Konstruktivismus eines Humberto Maturana, der einen gewissen Bezug aufwies zu dem Weltbild einer gewissen Anna, die seiner Meinung nach in letzter Zeit intellektuell sehr gereift war. Wie er sofort sah, waren auch viele andere Themen eingehend durchdacht und zusammengefasst auf dem Papier festgehalten worden. Etwa die

Frage nach der Schuld durch geschriebenes oder gesprochenes Wort. Ein Aspekt, der für seinen Geschmack nur wenig Beachtung fand. Auch erkannte er eine Beschäftigung mit der Stilrichtung des Surrealismus, insbesondere mit dem Werk René Magrittes. Dies zeigte sich darin, dass das Thema eines von Magrittes Bildern, ein Türrahmen in offener Landschaft, hier neu aufgegriffen und in dem Satz ausgedrückt wurde: »Don't open the door or the wall comes down.« Diese Aussage war etwas, das für Ralf im Hinblick auf die Zukunft eine wahre Horrorvorstellung war. Würden in der Zukunft Zeitreisen möglich sein? Würde dann jemand zurückreisen zu dem jetzigen Zeitpunkt, an dem er in seinem Zimmer saß, oder zu dem Tag, an dem er hier angekommen war? Dann würde alles zusammenbrechen, die ganze Welt, da war sich Ralf sicher. Zumindest seine Welt würde zusammenbrechen, das war Fakt. Für ihn lag dieser Zeitpunkt in der Zukunft. Tatsächlich war es brutale Gegenwart und deshalb war klar: Zeitreisen sind möglich. Das Paradies war für ihn keine Realität mehr. Er war aus ihm vertrieben worden. Wegen (spanisch »para«) des Wurfs eines Würfels (englisch »dice«) war er aus dem Paradies vertrieben worden. Durch die Gesetze der Chaosphysik hatten ein paar Socks – oder auch Damenstrümpfe – sein Leben zerstört. So wie der Flügelschlag eines Schmetterlings einen Wirbelsturm auslösen kann, so war es auch bei ihm gewesen. Vielleicht war das der tiefere Sinn dieser Geschichte. Dass man endlich einmal sehen würde, wozu die Chaosphysik in der Lage ist. Dass sie – genau wie die Atomphysik – ihre dunklen Seiten hat und dass man sie nicht immer im Griff haben kann. Das freie, ungebändigte Wirken der Chaosphysik. Durch dieses Wirken war seine Reputation zu einer Hure (spanisch »puta«) geworden, mit der es jeder treiben konnte. Das war die Strafe für sein Verbrechen (englisch »crime«).

Er hatte sich etwas zusammengereimt. Er wollte nur noch nach Hause. Weihnachten war nahe.

Endlich war die Zeit gekommen, nach Hause zu fliegen. Endlich konnte er zurück, wenn auch nur für Weihnachten und Neujahr. Er würde wieder ein normales Leben führen. Er würde endlich seine kranke Mutter besuchen können, mit Freunden zwischen den Feiertagen eine kleine Reise machen, seine Schwester besuchen und endlich Lucille wiedersehen. Er hoffte inständig, dass alles wieder so sein würde wie vor seiner Reise nach Spanien und dass dieser Alptraum, den er gerade durchlebte, nur an den Umständen in diesem Land lag. Nein, es lag nicht an ihm. Er war nicht schuld.

Er flog nach Hause und bemühte sich weiterhin, die Fassade aufrechtzuerhalten. Und tatsächlich kehrte ein gewisses Maß an Normalität ein: Zwei Wochen lang blickte er in bekannte Gesichter. Doch er musste feststellen, dass er seine Unbefangenheit endgültig verloren hatte und dass er nicht offen sprechen durfte. Er wusste, dass er überwacht und bespitzelt wurde. Man verfolgte, was er sagte und was er wahrnahm, denn man hatte Mikrofone an ihm angebracht und ihn mit Peilsendern versehen. Er konnte deshalb nicht die Wahrheit sagen über Spanien. Und auf die Frage, wie es denn so sei, sagte er nur, alles sei in Ordnung.

Dass er nun auch bald seine Mutter wiedersehen würde, bereitete ihm einige Kopfschmerzen. Seine kranke Mutter, wie es ihr wohl ging? Auch in seinen gesunden Gedanken hatte er ein mulmiges Gefühl.

Als er sie dann endlich besuchte, war ihr Verhältnis so wie immer. An ihrer etwas dominanten und bestimmenden Persönlichkeit hatte sich nichts geändert. Es war ihr immer sehr auf den äußeren Schein angekommen und darauf, wie sie auf ihre Umgebung wirkte. Sie konnte sich keine Blöße geben. Die Schmerzen, die sie haben musste, wenn sie sich bewegte, merkte man ihr kaum an. Ihre Bewegungen waren zwar langsamer und sorgfältig bedacht, aber ansonsten spielte sie ihre Rolle überzeugend. Sie wollte schließlich nicht, dass ihr geliebter Sohn eine Schwäche an ihr entdeckte. Wie ähnlich sie sich in dieser Hinsicht doch waren.

Auch Ralf spielte bei dieser Begegnung weiterhin den Sohn, den sie sich vermutlich immer gewünscht hatte, den Sohn, der das Leben lebte, das ihr Mann aufgegeben hatte aus Rücksicht auf seine Mutter und seinen kranken Bruder. Er überspielte seine Krankheit und versicherte, dass es ihm gut gehe in Spanien, dass er zufrieden sei und alles nach Plan laufe. So vergab er die Chance, Hilfe anzunehmen und sich einzugestehen, dass es so nicht länger weitergehen konnte. Er tauschte sie ein für eine Illusion, für ein falsches Bild seiner selbst – das noch dazu eher das seiner Mutter als sein eigenes war. In Erfüllung dieses Bildes war er insofern konsequent, als er sie nach seinem kurzen Weihnachtsaufenthalt wieder ihrem Schicksal überließ. Schließlich würde er seine Karriere nicht für seine Mutter aufgeben, wie es sein Vater getan hatte. So reihte sich Besuchstag an Besuchstag, und obwohl beide viel miteinander redeten und obwohl beide schwer krank waren, sprach keiner die Krankheit des anderen richtig an.

Und dann zog er weiter in seine Studentenstadt, um Lucille endlich wiederzusehen.

Nun hätte er auch Gelegenheit gehabt, sich mit Lucille auszusprechen und sie zu fragen, was das mit dem Buch ›Narziss und Goldmund‹ denn zu bedeuten hatte, doch er tat es nicht. Er gestand ihr nur, dass er mit einer Frau fremdgegangen war. Alles in allem versuchte er, möglichst normal zu erscheinen. Er war ja auch normal, und dass er verfolgt wurde, war schließlich real. Aber wegen der Bespitzelungsinstrumente konnte er mit keinem frei sprechen – nie mehr.

Mit Lucille und seinem Kollegen Mats verbrachte er ein paar erholsame Tage auf Juist, was seinen gestressten Nerven guttat.

Doch diese zwei Wochen Ferien zu Hause waren nur ein kleiner Aufschub. Als er nach Spanien zurückkehrte, war alles wieder wie vorher – nein, es wurde noch viel schlimmer.

Dialoge mit dem Papier

Außer bei seiner Arbeit war jeder Versuch, sein Leben wieder auf die Reihe zu bekommen, zum Scheitern verurteilt. Es war hoffnungslos. Zumindest an den Wochenenden ging er aus und streifte durch Bars, in der Hoffnung, den Kitt zu finden, mit dem er sein zu Bruch gegangenes Leben wieder zusammenflicken konnte. Nach seinen Streifzügen saß er oft noch Stunden in seinem Zimmer und unterhielt sich mit seinem Papier.

Was er aufschrieb, strömte in die Welt. Und was in der Welt war, durchspülte ihn, um schließlich – in veränderter Form – wieder auf dem Papier vor ihm zu landen. Manchmal verbrannte er die Zettel, die er schrieb, aber oft ließ er sie einfach liegen. Es war ihm klar, dass die, die sein Zimmer durchsuchten, auch die Zettel fanden und lasen.

Er schrieb, dass es nach der Sonne einen neuen Mond geben würde – ein Zeichen für einen Neuanfang. Im Horoskop stand Sonne für das Ziel oder den inneren Vater, Mond hingegen für das innere Kind. Er wollte damit Verschiedenes zum Ausdruck bringen – vielleicht aber auch nur, dass er an Wiedergeburt glaubte. Aber diese Symbole verselbstständigten sich in ihm, immer wieder sagte eine innere Stimme diese beiden Wörter, und er fing an, sie neu zu interpretieren. Sonne war das Ziel und – nach Platons Höhlengleichnis – die Erkenntnis und damit gleichbedeutend mit dem Tod. Er schloss daraus, dass er sich umbringen musste, und zwar an einem Sonntag (von »Sonne«). Denn nach dem Sonntag würde ein neuer Montag (von »Mond«) kommen. Sein Tod war das Ziel, und im Anschluss daran würde es einen Neuanfang für die Welt geben.

Inzwischen war seine Angst immer größer geworden. Er war bis zum Zerreißen gespannt. Dauernd musste er daran denken, dass man ihn vielleicht umbringen wollte oder, noch viel schlimmer, dass man es auf seine Familie und seine Freunde abgesehen hatte. Er schlich nur noch durch die Gegend. Lediglich an der Uni funktionierte er halbwegs. In Bars hielt er sich für längstens ein, zwei Bier auf, dann konnte er die Blicke der Leute nicht mehr ertragen und musste hinauslaufen.

Stattdessen war er für Eindrücke aller Art empfänglich geworden. Schilder sprangen ihn förmlich an, Plakate standen übergroß vor seinem inneren Auge. Ein Plakat verfolgte ihn besonders, ein Plakat, das einen neuen Film ankündigte: Nosferatu. Damit war doch er gemeint – oder nicht? Er als Blutsauger.

Also beschäftigte er sich mit dem Thema »Nosferatu«. Er füllte eine Seite, indem er auf Spanisch immer wieder Gegensatzpaare als Fragen auf einen Zettel schrieb. Bin ich Mann oder bin ich Frau, bin ich gut oder bin ich schlecht, Nosferatu? Er ließ den Zettel auf seinem Schreibtisch liegen.

Irrfahrten

Die Diskrepanz zwischen seinem äußeren Auftreten und dem, was sich in seinem Inneren abspielte, wurde immer größer. Ralf war völlig von der Rolle. Er musste raus hier. Und er wusste auch schon, wohin. Keine hundert Kilometer von Madrid entfernt gab es ein kleines, historisch sehr interessantes Städtchen, Toledo, das er sich schon immer mal hatte ansehen wollen.

Am Freitagnachmittag brach er zu einem zweitägigen Ausflug auf. Es war ein schöner Tag, und er genoss die Sonne. Nachdem er ein Hotel gefunden hatte, suchte er sich eine Bar in der Nähe. Wieder im Hotel, legte er sich ins Bett, aber es war schwer einzuschlafen. Aus dem Nachbarzimmer drangen seltsame Geräusche von rückenden Stühlen und Tischen. Nach ein paar Stunden war er in Halbschlaf gesunken.

Plötzlich hatte er das Gefühl, dass sich irgendjemand an seinem Hirn zu schaffen machte. Ihm war, als ob sie im Nebenraum eine große Maschine aufgebaut hatten, mit der sie nun versuchten, seine Gedanken zu lesen oder ihm neue Gedankeninhalte einzugeben. Plötzlich sah er seltsame große rote Dinger, die auf ihn zuflogen ...

Das Einzige, was er erkennen konnte, waren Farben, rot und blau. Fast alles war rot, aber dieses Rot hob sich kaum von dem Schwarz ab, das dahinter bis in die Unendlichkeit zu reichen schien. Nur ein glimmendes Licht ging von den Farben aus. Groß waren ihre Formen – obwohl man keinen Vergleich hatte, kamen sie einem riesig vor. Viele waren metallische Quader, andere eher wie eine metallische Baustelle, ein Friedhof, ein zerfetzter Quader. Vor dem tiefschwarzen Hintergrund schimmerten Streben in dunkelstem Rot mit etwas helleren roten Lichtern zwischendrin.

Die Quader kamen immer näher und wurden größer. Die Streben entwickelten sich zu Konturen, und die Lichter lenkten den Blick auf reges Treiben dahinter. Kleine metallische Formen bewegten sich in den Lichtern, Schiffe oder Fahrzeuge, genau war das nicht zu sehen. Man kam immer näher auf ein Licht zu. Hinter dem Licht erkannte man viele kugelförmige Gebilde. Von ihnen ging ein etwas anderes, helleres gelbliches Licht aus. Ein leichter roter Nebel wischte um die hellen Kugeln, die bei genauerer Betrachtung eiförmig waren. Außer den leicht flackernden Lichtern und dem Nebel war keine Bewegung zu erkennen, kein Ton war zu hören, kein Geräusch zu vernehmen. Doch im Raum wurde eine heftige Diskussion geführt.

»Ganjib, im Einklang mit der Mildheit Eurer Gedanken erbitte ich voller Harmonie in dieser Angelegenheit die Erlaubnis, den Gedanken schweben lassen zu dürfen.« – »Lasjeck, Ihr wisst, dass die Wellen, die Ihr in den Raum stellt, stets in Einklang schwingen mit den unsrigen. Wir wollen uns auch diesmal an der Weisheit Eurer Ideen erleuchten.« – »Ganjib, ich erachte es als eine Fügung der harmonischen Kräfte, dass wir in dieser Raumzeit weilen. In dem hiesigen System steht die Dynamik kurz vor der Eskalation, und die Balance schlägt noch weit zu Gunsten der disharmonischen Kräfte aus. Wir sollten uns zu unserer Pflicht bekennen und bewirken, dass die Harmonie eine Chance hat, sich zu entwickeln.« – »Lasjeck, was schwebt Euch vor?« – »Ganjib, Ihr wisst, was passieren kann, wenn ein solches System sich autark entwickelt. Wir sollten einige Beobachter vor Ort lassen.« – »Lasjeck, Ihr wisst auch, was dies für die Beobachter bedeutet? Wir beeinflussen die Entwicklung, und die Beobachter sind von jeglichem harmonischen Wellenaustausch abgeschnitten.« – »Ganjib, mir ist bewusst, was dies bedeutet, und ich bin bereit, mich unserer Pflicht zu stellen.« – »Wohl, es sei bedacht.«

Am nächsten Morgen wachte Ralf völlig gerädert auf. Ihm war, als habe er bei vollem Bewusstsein geträumt, als sei die Schranke zwischen Wachsein und Schlafen gefallen. Es war so real gewesen. Er hatte die Figuren noch plastisch vor Augen. Waren hier Außerirdische am Werk? Die Wächter der Menschheit? Ja, ein außerirdischer Seelenwanderer könnte es gewesen sein. Hatte er am Grab seines Vaters nicht auch so ein seltsames Gefühl gehabt, so als ob etwas in sein Hirn gefahren wäre? Das war bestimmt der Seelenwanderer gewesen, der ihn zu einem Mann von schicksalhafter Größe gemacht hatte. Sein Vater war also auch so einer gewesen. Oder war seines Vaters Seele in ihn gefahren, um sein Tun im Hier und Jetzt zu beeinflussen? Das war es: Fremde Seelen tummelten sich in seinem Körper!

Er beschloss, hier nicht länger zu bleiben, sondern sofort zurückzufahren. Während der Autofahrt hörte er Musik. Ein Lied gefiel ihm besonders gut, und er sagte laut auf Spanisch: »O Klasse, das Lied ist gut, spielt es noch einmal …« Plötzlich hörte er den Moderator im Radio fluchen. Ralf zuckte zusammen. So weit war es also schon, jetzt hatten sie sogar in seinem Auto Mikrofone angebracht und hörten ihn ab. Erst die Maschinen im Hotelzimmer nebenan und nun dies. Um den Radiomoderator nicht zu verärgern, sagte er nichts mehr. Nach einer guten Stunde kam er in Madrid an.

Es hatte keinen Sinn, er musste schleunigst weg von hier. In Windeseile packte er seine Tasche neu, warf schnell noch ein paar Konserven, eine Queen-CD sowie sein Tagebuch hinein. Er hatte auch schon eine Idee, wohin er fahren würde: zur deutschen Botschaft.

Bei der Botschaft sprach er einen Beamten an und erklärte ihm seine Situation: dass er verfolgt würde und dass er ein großes Unglück verursachen würde, wenn er nicht von hier wegkäme. Auch, dass seinetwegen andere anderen etwas antun würden und dass man ihn abschlachten wolle. Der Beamte hörte ihm schweigend zu und schickte ihn dann verärgert weg.

Wohin jetzt? Vielleicht sollte er wegfliegen. Er musste schnellstens zum Flughafen. Doch als er dort war, zweifelte er bereits wieder an seiner Entscheidung. In Gedanken konnte er schon das Lied im Radio hören: »Should I stay or should I go? When I go, there will be trouble, when I stay, it will be double.« Damit meinten sie doch ihn. Wenn er abhaute, würde es Ärger geben, und wenn er blieb, noch viel mehr. Also verließ er das Flughafengebäude und ging zu seinem Wagen.

Mittlerweile war es Abend geworden. Er beschloss, diese Nacht im Auto zu verbringen. Er klappte den Sitz herunter und dämmerte langsam weg …

Die Spitzen der trockenen Erde bohrten sich in seine Wangen, bis diese schmerzten, doch Ralf spürte den Schmerz nicht. Er drückte sein Gesicht so fest in den Boden, wie er nur konnte. Er hatte Angst, Todesangst, was in dieser Situation nicht ungewöhnlich war. Die Salven der Flak-Geschütze surrten immer noch über seinen Kopf hinweg. Die Patronen rissen Löcher in die Luft und verursachten einen ohrenbetäubenden Lärm. Doch Ralf hörte den Lärm schon fast nicht mehr. Sein Atem ging schwer und schnell. Seine Nüstern bliesen den trockenen Staub direkt in seine Augen. Dadurch hatte sich ein Schleim gebildet, der sich mit halb unterdrückten Tränen vermischte und Lehmkrusten auf seinen Wangen bildete.

Seine schnaubenden Backen dehnten sich so weit, dass die Tränen immer wieder einen Platz fanden. Für den Schmerz hingegen, der diese Tränen ausgelöst hatte, war kein Platz. Ralfs Gedanken rasten, er musste einen Ausweg finden. Er hatte nur noch eine Hand voll Patronen. Viel konnte er nicht mehr tun.

Die Schüsse neben ihm waren verstummt. Er wusste nicht, ob noch jemand da war. Es war ruhig neben ihm, unbeschreiblich ruhig. Aber er war noch am Leben. Und solange er noch am Leben war, würde er kämpfen.

Seit zwei Tagen war er hier, seit achtundvierzig Stunden kämpfte er ununterbrochen. Keine Sekunde Pause. Tausende Magazine leer geschossen. Und jetzt diese Ruhe um ihn herum. Sie waren knapp über hundert gewesen und hatten die Aufgabe gehabt, diesen Hügel zu verteidigen. Das hatten sie geschafft. Seit zwei Tagen war kein Feind lebend an ihnen vorbeigekommen. Er hatte keine Ahnung, wie viele sie getötet hatten. Es war auch egal. Es war ja Krieg.

Doch jetzt diese Ruhe. Sie war erschreckend. Ob noch jemand lebte? Oder war er der Letzte? Er wusste es nicht, und es war eigentlich egal. Er horchte. Warten war jetzt das Einzige, was er tun konnte. Und beten. Er lauschte, ob jemand den Hügel heraufgeschlichen kam. Das hatten sie schon ein paar Mal versucht. Allerdings musste dann jeder seiner Schüsse ein Treffer sein, und das war seine letzte Chance. Wenn noch jemand hochkam, musste er ihn erledigen.

Ralf wusste, dass sein Scheißleben von diesem Maschinengewehr abhing. Das MG war alles, was noch zwischen ihm und der Ewigkeit stand. Zwischen dem Feind und der Passstraße. Er horchte. Stille. Er wusste, dass jede Kugel ein Tropfen Blut war, so oder so, und er wusste, dass man mit seinem Blut sparsam umgehen muss. Dennoch hoffte er, dass gleich jemand eine Salve abgab. Einfach so. Das hätte ihm für die nächsten paar Stunden wieder Kraft gegeben. Sollte er aufschauen? Nur für einen kurzen Augenblick? Einmal das Auge schweifen lassen, den Hügel hinunter. Nur um sicherzugehen, dass keiner mehr hochkam. Dass keiner der Feinde sich hochwühlen wollte durch die Berge der Leiber, die sich vor ihnen auftürmten. Er wollte hier raus.

Schweißgebadet schreckte Ralf aus seinem Traum. Er war so real gewesen, dass er förmlich den Dreck auf seinen Lippen spürte. Verängstigt schaute er aus dem Fenster seines Wagens. Um ihn herum war nichts zu sehen, alles schien in Ordnung zu sein. Er lauschte, ob er ein Maschinengewehr hören konnte. Nein. Waren seine Kameraden schon gefallen? Hatten sie seinen Freunden schon etwas angetan? Nein, er hörte keine Schüsse. Aber was war das? Er nahm ein Raunen wahr, ein entferntes Rauschen, so, als ob in weiter Ferne eine große Menschenmenge aufheulen würde. Hatten sie sich hier zusammengerottet, um ihn endlich fertigzumachen? Er hatte Angst. Er startete den Wagen und fuhr los.

Sein Ziel war die Sprachschule. Vielleicht konnte ihm dort jemand helfen. Unterwegs hörte er ein Lied, in dem von Juan die Rede war. Das war die Lösung: Er musste jetzt jemanden finden, der Juan hieß. Er parkte den Wagen und rannte weiter in Richtung Sprachschule. Bei jeder Bar auf dem Weg stoppte er und fragte nach Juan. In der dritten Bar war endlich jemand, der Juan kannte und Ralf zu ihm bringen würde.

Der Mann führte ihn ein paar Straßen weiter und klingelte dann an einer Haustür. Ein Priester in schwarzer Soutane öffnete und bat Ralf freundlich und sanft herein. Sie gelangten in ein Arbeitszimmer mit einem großen Schreibtisch, und Ralf setzte sich. Ruhig fragte der Priester, was denn passiert sei. Und so gut es in Spanisch eben ging, erzählte Ralf von den Maschinen im Hotelzimmer, von der Stimme im Radio, von den Vorfällen in seinem Wohnheim und dass man ihn verfolgte.

Daraufhin erzählte der Prieser ihm von Dämonen, bösen Geistern und dass man für Ralf beten würde. Er bot ihm eine Bank zum Übernachten an, und Ralf nahm dankend an. Kurze Zeit später hörte er aus den Räumen unter ihm Choralgesänge. Sie versuchen also mit christlichen Gesängen, die Dämonen auszutreiben, dachte Ralf. Er lauschte der Musik und wurde allmählich etwas ruhiger. Schlafen konnte er zwar nicht, aber ein wenig ausspannen.

Nach ein paar Stunden kam der Priester wieder. Er redete auf Ralf ein, versuchte offensichtlich, ihm etwas zu erklären, und als Ralf ihn nicht verstand, zog er eine Strumpfhose und ein Buch von Hermann Hesse hervor und bot es ihm zur Wahl an. Ralf durchfuhr es. Also wusste man auch hier schon Bescheid … Und dann wollte er nur noch weg. Er drängte den Priester, ihn gehen zu lassen, und dieser ließ es unwillig zu.

Ralf stolperte aus dem Hauseingang. Er musste sein Auto wiederfinden. Da stand er plötzlich vor der Sprachschule, die zu seiner Überraschung noch geöffnet hatte. Er ging hinein und bestürmte die Frau, die er antraf, mit Fragen. »Wo haben Sie es denn noch überall herumerzählt? Das ist eine Schweinerei! Sie wollen mich kaputt machen! Haben Sie es auch schon in Amerika erzählt?« Ralf sah seine zukünftige Karriere dahinschwinden. »Ich lasse mir das nicht mehr gefallen! Ich werde ein Buch darüber schreiben!« Wutentbrannt rannte Ralf auf die Straße und entdeckte ganz in der Nähe sein Auto. Er fuhr los, einfach ziellos durch die Stadt, und verließ die ihm bekannten Straßen. Irgendwann hielt er schließlich am Straßenrand an und versuchte zu schlafen. Schon bald fing er an zu träumen.

Ngur stoppte und presste seine kräftige Hand gegen den Stamm der Eiche. Hier hatte er relativ viel freie Sicht. Das Knacken im Unterholz war noch fern. Es kam aus Richtung des Mondes, vom Wind leicht versetzt. Wenn sie rannten, waren sie in etwa dreißig Augenschlägen bei seinen pelzumhüllten Füßen. Er bekam kaum noch Luft, so erschöpft war er. Sein Atem ging stoßweise über seine spröden, aufgeplatzten Lippen. Es war bitter kalt. So eisig, dass die Reste des letzten Hasens an seinen Barthaaren festgefroren waren und sich sein Atem in Eis verwandelte, sobald er seine blauen, steinharten Lippen verließ. Er brauchte unbedingt frisches Bärenfett für seine Lippen.

Doch darüber machte sich Ngur jetzt keine Gedanken, auch nicht darüber, dass er vor dem großen Bären aus seiner Höhle hatte fliehen müssen. Allerdings fragte er sich, ob sein Feuer vielleicht noch immer brannte. Er konnte zurückrennen. Vielleicht konnte er einen Moment abpassen, in dem der Bär nicht in der Höhle war. In diesem Winter war es schwer, an Beute zu kommen. Das galt auch für den Bären. Irgendwann musste er herauskommen.

Das letzte Knacken, das er gehört hatte, war nur noch etwa drei Menschenlängen entfernt. Genau genommen wusste er, dass er keine Chance hatte. Er würde niemals zurück zu seiner Höhle kommen. Er hoffte, dass seine Verfolger und der Bär sich gegenseitig so beschäftigten, dass er in die Höhle gelangen konnte und zu seinen Waffen. Er hatte nichts dabei außer dem, was er am Leib trug, und das war nicht viel, ein dünner

Pelz. Noch zwei Menschenlängen. Er merkte, dass sie sich anschlichen. Auch sie waren schwach. Wie viele mochten es sein? Eine Hand voll etwa. Sie hatten einen Halbkreis um ihn gebildet, das wusste er, das hörte er am Knirschen des Schnees unter ihren Pfoten. So nah waren sie schon.

Auf den Baum konnte er nicht klettern. Die Äste waren von Bären und anderen Wildtieren abgeäst worden. Und er hatte keine Kraft mehr. Seine Hände waren gefroren, auch wenn er das Blut wegen des langen Laufens in seinen Adern pulsieren fühlte. Plötzlich machte er eine halbe Drehung, stieß sich mit dem linken Arm ab und rannte los. Er rannte in Richtung Felsen. Wenn er eine Chance hatte, dann dort. Er raste durch den Schnee, so schnell seine Glieder es zuließen, ohne zu knacken. Sein Blut schoss nun auch in die kleinsten Gefäße, sodass er meinte, jeden Augenblick würde die Haut aufplatzen und das Blut aus den kleinen Äderchen herausspritzen. Der Schweiß, eine Mischung aus Angst und Anstrengung, lief in kleinen Bächen seinen Rücken hinunter. Er wusste, dass auch seine Verfolger geschwächt waren. Trotzdem kamen sie immer näher. Er konnte förmlich spüren, wie ihre Pfoten sich direkt hinter ihm in den Schnee gruben, und ahnte, dass es aus war. Ihr Atem war bereits zu hören. Mindestens zwei waren hinter ihm, die kräftigsten.

Dann spürte er den Atem plötzlich in seinem Nacken. Er machte eine halbe Umdrehung, schlug mit seinem linken Arm den Wolf kräftig zur Seite und rannte weiter. Etwas schnappte nach seinen Beinen, er stolperte, trat auf etwas Warmes und vernahm zu seiner Überraschung ein Jaulen. Für einen Augenblick war es still hinter ihm. Doch dann …

Mit einem Ruck fuhr Ralf hoch und schaute sich voller Angst um. Alles war ruhig. Er befand sich in einer leeren Straße irgendwo in Madrid. Nein, hier waren keine Wölfe. Waren dies vielleicht Flashbacks aus seinen vergangenen Leben? Erlebnisse des Seelenwanderers, der jetzt in ihm hauste? Er wusste es nicht. Ebensowenig wusste er, wo er war und wie er zurückfinden sollte. Er startete den Wagen und machte sich auf den Weg.

Während er ziellos umherfuhr und hoffte, dass er irgendwo eine vertraute Straße fand, hörte er Radio. Er lauschte aufmerksam. Bei den Liedern fiel ihm das Verstehen leichter, doch auch einiges, was die Moderatoren von sich gaben, bekam er mit. Er hatte eine Menge gelernt in den letzten drei Monaten. So hatte er eine ganz gute Vorstellung von dem, was gesprochen wurde. Lediglich der veränderte Tonfall kam ihm komisch vor, aggressiver war er geworden. Er lauschte angestrengt. Hin und wieder kam es ihm vor, als würde man gerade über ihn reden. Plötzlich sagte einer etwas, das ihn elektrisierte: »Fahr du nur. Wir wissen genau, wo du bist. Wir wissen auch, wo all deine Freunde sind, wir haben alle Adressen. Und vor allem wissen wir, wo wir Lucille finden können.«

Der Anfall von Panik kam unerwartet und hart. Er konnte gerade noch verhindern, dass er in ein vor ihm fahrendes Auto raste. Sie verfolgen nicht nur mich! Für ihn brach eine Welt zusammen. Er musste so schnell wie möglich verschwinden, doch nicht mit dem Wagen. Dort war er nicht mehr sicher, außerdem konnte er sich nicht mehr auf das Autofahren konzentrieren. Er musste seinen Plan ändern und mit dem Zug fahren. Er ließ den Wagen am Straßenrand stehen und rannte in die nächste U-Bahn-Station.

Die Flucht

Mit zittrigen Händen stand Ralf in der Schlange. »Ich hätte gern ein Ticket nach Deutschland.« Nach längerem Hin und Her bekam er ein Ticket nach Paris. Zehn Minuten später saß er im Zug, in einem Sechserabteil, und wartete auf die Abfahrt. Innerlich war er bis zum Bersten gespannt. Würde er es schaffen? Hier im Zug war er ihnen vermutlich hilflos ausgeliefert. Hier konnten sie ihn schnappen, hier hatte er keine Fluchtmöglichkeit.

Jemand kam und setzte sich in die Sitzreihe gegenüber. Es war ein älterer Herr, der einen alten, etwas verwitterten Anzug trug. Der war bestimmt harmlos. Nervös schaute Ralf auf die Uhr. Wann würde der Zug endlich losfahren? Noch konnten sie einfach einsteigen, ihn hinausschleifen und ihn sich vornehmen. Noch vier Minuten. Er hielt es kaum aus. Noch drei Minuten.

Zwei junge Spanier kamen herein und setzten sich zu ihnen ins Abteil. Er wurde nervös. Das waren genau die Leute, vor denen er Angst hatte. Heranwachsende, junge Männer in legerer Kleidung. Die könnten hinter ihm her sein, ja, das würde passen. Er meinte, ein nervöses Zucken im Gesicht des alten Mannes zu sehen. Der wusste, was hier passierte, der hatte auch Angst.

Ralf atmete tief ein. Er versuchte, an etwas zu denken, das ihn beruhigen würde: Was soll's? Ich kann Karate, und ich werde es ihnen so schwer wie möglich machen. Aber die jungen Männer sahen wesentlich größer und stärker aus als er. Jetzt lächelte einer von beiden ihm freundlich zu. Das war bestimmt nur ein Ablenkungsmanöver, sie wollten ihn in Sicherheit wiegen. Wieder ein Blick auf die Uhr: noch eine Minute. Die Zeit verging unendlich langsam. Er merkte, wie ihm der Schweiß von der Stirn herablief. Was konnte er nur tun? Er musste versuchen, ruhig zu bleiben. Alles würde gut gehen, wenn er nur die Ruhe bewahrte.

Dann spürte er ein Rucken. Der Zug fuhr an. Er war ein wenig erleichtert: Wenigstens war keine große Meute gekommen, um ihn zu kastrieren und abzuschlachten. Er hatte es also nur mit diesen zwei jungen Männern zu tun. Oder waren noch mehr im Zug? Abrupt sprang er auf, er hielt es nicht mehr aus. Die Männer guckten ihn verwirrt an. Ralf versuchte ein Lächeln und verließ das Abteil.

Langsam ging er durch den Wagen und zählte im Stillen die jungen Männer im Zug. Es waren viele. Nachdem er durch mehrere Abteile gegangen war, fiel ihm auf, dass kaum Frauen im Zug waren, sondern hauptsächlich junge Männer. Was hatte das zu bedeuten? Hieß das, dass der Zug eigens eingesetzt worden war, um ihn fertigzumachen? Auch kam es ihm seltsam vor, dass fast nur Spanier in diesem Zug nach Paris saßen.

Dann entsann er sich, dass er einen Platz in einem Liegewagenabteil hatte, und machte sich auf den Weg dorthin. Dazu musste er den halben Zug durchqueren und sich an all den Leuten auf den Gängen vorbeischieben, was ihn echte Überwindung kostete.

Es war ein Liegewagen mit vier Kojen, und zu seiner Erleichterung stellte er fest, dass seine Abteilgenossen diesmal internationale Reisende waren. Hier fühlte er sich einigermaßen sicher. Er legte sich hin. Schlafen konnte er jedoch nicht. Seine Gedanken kreisten ständig darum, dass er verfolgt wurde. Konnte er dieser Situation jemals entkommen? Nein, es gab keinen Ausweg. Er würde immer ein Verfolgter sein. Nirgendwo würde er zur Ruhe kommen.

Nachdem er eine gute Stunde zitternd in seinem Bett verbracht hatte, stand er auf und ging hinaus. Er war zu nervös, er musste eine rauchen. Die beruhigende Wirkung der Zigarette hielt etwa eine halbe Stunde vor. Dann musste er wieder hinaus. Mittlerweile waren seine Mitreisenden von der Unruhe, die er verbreitete, so genervt, dass sie ihn nicht mehr ins Abteil ließen. Jetzt war er verloren. Für eine Zigarette hatte er sein Leben verkauft! Im Zug gab es nun keine Rückzugsmöglichkeit mehr für ihn, sodass ihm nichts anderes übrig blieb, als auf und ab zu laufen. Er musste wach bleiben, damit man ihn nicht im Schlaf fertigmachen konnte.

Plötzlich hielt der Zug. Er schaute aus dem Fenster. Draußen war nichts zu erkennen, kein Bahnhof, keine Signallampe, gar nichts. Weshalb hatte der Zug gehalten? Es gab nur eine einzige Erklärung: *Sie* hatten ihn angehalten, um ihn jetzt zu erledigen. Hier, auf freier Strecke, konnte man das bestimmt gut bewerkstelligen. Sie würden seinen warmen Körper einfach neben die Gleise werfen, und es würde niemandem auffallen. Es würde Tage dauern, bis man ihn entdeckte.

Nach einer unendlich langen Viertelstunde setzte sich der Zug wieder in Bewegung. Nichts war geschehen. Vielleicht hatten sie ja schon die Grenze passiert. Ralf schwankte zwischen Hoffnung und Panik, rauchte eine Zigarette nach der anderen und wanderte rastlos hin und her.

Als der Zug gegen fünf Uhr morgens in einen Bahnhof einfuhr, ergriff Ralf seine Tasche, schlich sich zur Tür und drückte verzweifelt die Klinke so lange herunter, bis die Tür endlich nachgab und aufsprang. Mit einem riesigen Satz hechtete Ralf hinaus, fing den Sprung ab, verharrte einen Moment lang und sah sich dann um. In einiger Entfernung lag der menschenleere Bahnhof. Ralf schöpfte Hoffnung: Vielleicht konnte er entkommen.

Zu seiner Linken erhob sich ein grüner Hügel. Kurz entschlossen rannte Ralf hinauf, stolpernd und sich immer wieder umsehend. Keine Verfolger. Nur noch wenige Schritte bis zur Hügelspitze. Er überquerte sie, rannte auf der anderen Seite ein Stück hinunter und warf sich dann zu Boden. Jetzt gab es nur noch eins: Er musste sein Äußeres verändern.

Aus der Tasche wühlte Ralf sein Rasierzeug hervor und rasierte sich trocken und ohne Spiegel seinen Schnauzer ab. Dann schüttete er seine Tasche aus und fand zwischen Konservendosen, Tagebuch und CDs ein anderes Hemd. Ralf zog Jacke und Hemd aus, warf sie weg und streifte das frische Hemd über. Dann kroch er wieder den Hügel hinauf. Niemand zu sehen, die Luft war rein.

Ralf ließ alle seine Sachen zurück und machte sich auf. Ruhelos schlich er durch die dunklen Straßen des Bahnhofsviertels, doch nach einer Weile merkte er, dass er im Kreis gegangen und wieder am Bahnhof angekommen war. Er brauchte jetzt dringend eine Zigarette, doch da er auch sein Geld zurückgelassen hatte, blieb ihm nichts anderes übrig, als die Leute auf dem Bahnsteig anzubetteln.

Rauchend stapfte Ralf völlig orientierungslos auf dem Bahnhof umher. Da sprach ihn ein Mann auf Spanisch an und fragte ihn, ob er denn nichts verstehe. »Sie machen es, sie machen es, sie schneiden ihn ab!«, sagte er und zeigte immer wieder auf den Zug, der vor ihnen auf dem Gleis stand. Ralf rutschte das Herz in die Hose. Kurz entschlossen sprang er in den Zug und schloss sich zitternd in der Toilette ein. Etwas später dämmerte er langsam weg.

Wildes Klopfen an der Tür riss ihn aus seinem Halbschlaf. Draußen stand ein Mann, der sich als Schaffner zu erkennen gab und Ralfs Fahrkarte verlangte. Da Ralf eine solche nicht besaß, nahm der Schaffner seine Personalien auf, und Ralf konnte weiterfahren.

Als er endlich in Paris ankam, achtete er auf dem Bahnhof peinlich genau darauf, ob seine Geschichte auch hier schon auf allen Werbeplakaten stand. Noch war er nicht zu Hause. Er musste irgendwie weiterkommen. Da kam ihm die Idee, ein Flugzeug zu nehmen. Und es gelang ihm sogar, ein Sportflugzeug nebst Piloten ausfindig zu machen, der ihn in die Nähe seiner Heimatstadt brachte. Für das letzte Stück Weg nahm er sich ein Taxi.

Zu Hause berichtete Ralf seiner Mutter in aller Kürze von seiner abenteuerlichen Reise und legte sich dann schnellstens ins Bett. Er war fix und fertig.

Am nächsten Morgen lag vor der Haustür eine tote Katze. War das ein Zeichen? Er zog sich in sein Zimmer zurück, wo er die nächsten Tage fast ausschließlich verbrachte. Eines Abends hielt er es nicht mehr aus und rannte zu seiner Mutter, kniete vor ihr nieder und bat sie um Hilfe. Sie wusste nicht recht, was sie mit seiner Geschichte anfangen sollte, und schlug ihm vor, zu ihr ins Doppelbett zu ziehen, wenn er Angst habe. Das tat er dann auch.

Am nächsten Morgen wusste er im ersten Moment nicht, wo er war. Das Erste, was ihm wieder ins Bewusstsein kam, war die Angst. Dann realisierte er allmählich, wo er sich befand. Er drehte sich um und sah seine Mutter neben ihm tief und fest schlafen. Oder war sie tot? Ralf bemerkte einen Geschmack von Blut im Mund, und auch seine Hände waren blutverschmiert. Was hatte er getan, oder was hatte man mit ihm gemacht? Er hatte keine Erinnerung mehr und konnte sich nicht erklären, woher das Blut kam. Er schaute zu seiner Mutter hinüber. Sie atmete noch. Gott sei Dank.

Er ging ins Bad und wusch sich Hände und Gesicht. Was hatte er getan? Seine Angst steigerte sich zur Panik. Hatte er sich selbst verletzt, hatte er einfach nur Nasenbluten, oder war er von jemandem verletzt worden? Hatte er womöglich einem anderen etwas angetan? Er begann zu weinen. Er war doch ein guter Mensch. Nein, er könnte keinem etwas zu Leide tun, das wusste er. Er hatte erst zwei Morde auf dem Gewissen. Eine Katze und ein Kaninchen.

Vor Jahren hatte er seine Lieblingskatze am Straßenrand gefunden. Sie konnte sich nicht mehr bewegen und miaute herzzerreißend. Er war vor ihr auf die Knie gefallen, hatte geweint, geschrien und innerlich die Autos verflucht, die immer viel zu schnell fuhren. Jetzt hatten sie seine Lieblingskatze erwischt. Er hatte die Katze auf die Terrasse gezogen und war, um Hilfe rufend, zum Haus gerannt. Doch es war niemand da gewesen. Eine halbe Stunde lang hatte er das Leid ertragen, das die Arme jetzt haben musste. Er hatte Gott um Hilfe gebeten, doch es änderte sich nichts, sie litt weiter. Schließlich hatte er unter Tränen einen Entschluss gefasst. Er konnte sie nicht länger leiden lassen. Mit zittrigen Händen hatte er ihre gelähmten Beine in seine Hände genommen und sie um Verzeihung gebeten für das, was er jetzt tun musste. Sie hatte es ihm mit einem noch gequälteren Miauen gedankt. Auch Gott hatte er um Verzeihung gebeten. Dann hatte er alle Kraft zusammengenommen, die Katze über seine Schulter geworfen, so weit ausgeholt, wie er nur konnte, und ihr Genick auf das Balkongeländer geschlagen. Zwei oder drei Mal. Dann hatte er sich davon überzeugt, dass sie tot war. Vorsichtig hatte er sie zu Boden gelegt, sich zur Seite gedreht und sich übergeben.

Das zweite Mal war es einfacher gewesen, weil es ein ihm unbekannter Hase war, den er angefahren hatte. Er hatte angehalten, war zum Hasen zurückgegangen und hatte gesehen, dass er noch lebte. Daraufhin hatte er ihn mit einem Stein erschlagen.

Hatte er auch jetzt wieder getötet? Er konnte es sich nicht vorstellen, aber was war in der letzten Zeit schon sicher gewesen? Er fühlte sich auf jeden Fall schuldig und zog sich in sein Zimmer zurück.

Ralf saß vor einem Blatt Papier und atmete schwer. Viel länger konnte er diese innere Anspannung eigentlich nicht ertragen, aber er wollte auch nicht hinaus. Wer weiß, was dann wieder passierte? Am Ende würde er auf der Straße durchdrehen. Er beschloss, mit seinem Gewissen ins Reine zu kommen und ein Geständnis aufzuschreiben. Er nahm den Stift und schrieb.

A: Ich kann nicht länger davonlaufen, ich muss der Realität ins Auge sehen. Wenn es heute so weit sein soll, kann ich es nicht ändern. Ich verstecke mich nicht, ich warte. Ich weiß nicht, warum ich sterben muss, aber ich kann nicht länger so weitermachen. Man möge mir verzeihen, dass ich es nicht selbst tun kann, aber das wäre nicht gerecht. Es reicht, dass ich dafür bestraft werde, dass ich …? Bitte bringt niemand anderen in Gefahr! Wenn man mir jemals sagen würde, was mir vorgeworfen wird? Wieso bin ich derjenige, der alle Verantwortung tragen muss? Warum klagt man mich nicht an und verurteilt mich? Was wird mich umbringen? Die Tatsache, dass ich mich vor der Wahrheit verschließe? Die Tatsache, dass ich zu viel Fantasie habe? Die Tatsache, dass ich es allen recht machen will? Bedeutet Selbsterkenntnis den Tod? Bisher habe ich nie einen Menschen willentlich verletzt oder getötet. Ich konnte nicht einmal mich selbst umbringen. Ich will auch nicht, dass um meinetwillen irgendjemand zum Verbrecher wird. Ich kann den freien Willen und die Gedanken anderer nicht kontrollieren. Wie geht es weiter? Ich könnte weiterirren durch die Straßen, und vielleicht wird einer, der es gut mit mir meint, mich mit einem Fangschuss erledigen, weil er mich für einen Einbrecher hält. Es ist nicht leicht, in diesem Verfolgungswahn die Ruhe zu bewahren. Alles, was ich tue, wird gegen mich ausgelegt werden, auch dies. Warum hier? Hier begann meine Karriere, hier erlebte ich die ersten der einhunderttausend Stunden Angst in meinem Leben. Ich werde auch die letzten Stunden, Tage und Jahre der Angst weiterleben (wie lang auch immer), und ich werde das Schicksal ertragen, wie lang und qualvoll es auch sein mag und wo immer es mich treffen mag. Wenn man mir wenigstens sagen würde, was man von mir verlangt. Ich bin nur ein einfacher Mensch, und ich möchte nur ein ganz normales Leben leben.

B: Selbst wenn ich jetzt sterben sollte, ich habe nun eine Ahnung davon, wie man sich fühlt als Ausgestoßener, als Außenseiter. Ich fühle die Unsicherheit des kleinen Kindes, die Angst des Ausländers in der großen Masse, die Beschränktheit des eigenen Handelns, wie andere Behinderte auch, und die Angst (selbst zu Hause) nicht sicher zu sein, wie sie manche Frauen fühlen müssen, die von ihren Männern geschlagen werden. Ich fühle die Angst, die jemand haben muss, der Freunde und Familie im Krieg wähnt, oder die Angst, die man in einem totalitären Staat verspüren mag, wenn man seine eigene totale Überwachung vermutet. Dieses Wissen macht mich reicher, als ich je durch Geld werden könnte.

C: Wenn ich das, was ich sah, wieder sehen könnte, wenn die Einsichten, die Ansichten, die ich hatte, noch leben werden, wenn ich erneut sehen könnte, was ich sah, mit diesen anderen Augen, dann könnte ich mein Leben wiederfinden. An dem Tag, an dem ich alles verlor, an dem ich alles vergaß, was ich bin, wo ich bin, wo alles ist, was mir etwas bedeutet, wo alles ist, was ich besaß. Auf dem Weg zurück von dem Ort, wo man die Welt verlässt und die Sterne sucht, zurück zur Welt. Dort verlor ich alles. Es war ein Neuanfang, eine Erkenntnis, dass ich selbst endlich bin, dass die Welt endlich ist, dass der Mensch sterblich ist.

D: … Dinge, er stellte sich endlich die Frage, ob Ning in irgendeiner Sprache etwas bedeutete, und wenn ja, was? I don't know what is happening to me, but I deeply hope, that I am wrong. Ich habe Probleme, das bedeutet, dass ich pro blame bin. Man macht mich für alles verantwortlich. Ich bin bereit, damit zu leben oder dafür zu sterben. Aber ich kann das große Rätsel nicht lösen.

Goodbye, Ralf

Nachdem er dies geschrieben hatte, verließ Ralf sein Zimmer. Der kleine Cockerspaniel tänzelte vor der Haustür und jaulte. Also öffnete Ralf die Tür und ließ ihn hinaus. Dann setzte er sich rauchend ins Wohnzimmer. Als seine Mutter ihn nach dem

Hund fragte und erfuhr, dass er ohne Leine draußen war, schrie sie Ralf aufgebracht an, wie er das nur habe tun können. Ralf erschrak, versprach, den Hund mit dem Auto zu suchen, und rannte aus dem Haus. Leicht verwirrt startete er den Wagen und fuhr los.

Zunächst suchte Ralf tatsächlich nach dem kleinen Cockerspaniel, aber mit der Zeit vergaß er ihn. All die Zeichen um ihn herum lenkten ihn ab, alles sprach zu ihm. Er konnte sich gerade noch auf das Autofahren konzentrieren. Doch dann geschah etwas, das ihn völlig aus der Bahn warf. Wieder war es ein Kommentar im Radio. Der Moderator sprach in bissigem Ton über jemanden, und er war sich sicher, dass man ihn meinte. Es war die gleiche aggressive Tonlage wie damals in Spanien, als er den Song noch mal hören wollte. Sie sprachen über ihn – es konnte nur so sein. Tränen stiegen ihm in die Augen.

Plötzlich sah er eine Telefonzelle. Ralf hielt an und rief seinen Bruder Hans an. Nur er konnte ihm in dieser Situation helfen. Er hatte ihn gleich am Apparat: »Hans, ich hab jetzt keine Zeit für lange Erklärungen, aber ich bin in einer ausweglosen Lage. Ich werde verfolgt, und ich kann nirgends mehr hin. Es gibt keinen anderen Ausweg mehr für mich. Ich muss mich umbringen. Glaub mir, das ist wirklich die letzte Möglichkeit, die ich habe. Wenn du mich als deinen Bruder magst, hilf mir. Bitte, bitte, kannst du mir Gift besorgen? Ich flehe dich an!« – »O. K., ich komme und bringe Gift mit. Lass uns einen Treffpunkt ausmachen. Hinter der Kirche?« – »O. K. Hans, du tust mir wirklich einen großen Gefallen. Du bist meine letzte Hoffnung. Bis gleich.« – »Ja, ja, bis gleich.« Ralf verließ die Telefonzelle und wanderte aufgeregt auf und ab. Es würde eine gute halbe Stunde dauern, bevor Hans hier sein konnte. Konnte er ihm vertrauen? Würde er ihm wirklich, wie versprochen, das Gift mitbringen?

Gut zwanzig Minuten lief Ralf hin und her und durchdachte

die Vor- und Nachteile seines Handelns. Sein Entschluss stand fest. Er musste sich umbringen. Wenn sogar zu Hause die Leute im Radio über ihn redeten, gab es keinen anderen Ausweg mehr. Alle waren hinter ihm her und verfolgten ihn. Er musste Schluss machen. Ralf war verzweifelt. Er konnte Hans nicht trauen. Wahrscheinlich wollte er ihn nur überreden, mit nach Hause zu kommen. Aber nach Hause konnte er nicht mehr. Ralf stieg ins Auto und fuhr los.

Innerlich aufgewühlt und voller Panik saß er am Steuer. Was sollte er nur tun? Er wusste nicht mehr ein noch aus. Da – er musste auf den Verkehr achten. Beinahe wäre er seinem Vordermann hinten draufgefahren. Er schaute in den Rückspiegel. Waren sie bereits hinter ihm? Würden sie ihn sich jetzt schnappen? Er nahm die nächste Abzweigung nach rechts, nein, der Wagen folgte ihm nicht. Er spürte, wie der Schweiß von seiner Stirn tropfte, auch seine Hände wurden nass. Er konnte *sie* nicht sehen, aber er spürte, dass sie immer näher kamen. Es war wie eine Glocke, die sich über ihn senkte. Nein, eher noch wie ein Schröpfglas, das man auf den Boden unter seinen Füßen gesetzt hatte. Jetzt wurde die Luft um ihn immer wärmer, der Boden wurde ihm unter den Füßen weggezogen, und die Schröpfglocke senkte sich bedrohlich immer weiter herab.

Vor ihm fuhr ein Fahrzeug. Es hatte das Kennzeichen SO – LL. Das war ein Zeichen, im Soll, ja, er war im Soll, er hatte Schulden, oder hatte er Schuld auf sich geladen? Was sollte er jetzt machen? Er sah ein Straßenschild, »Kirchgässchen«, ein kleiner Weg zur Kirche? Vielleicht seine letzte Hoffnung. Er war froh, dass er das Radio ausgemacht hatte. Er konnte es nicht mehr hören, wie sie ihn fertigmachten. Plötzlich fiel ihm ein, dass er vorhin angehalten hatte, um seinen Bruder anzurufen. Er hatte ihn gebeten, ihm Gift zu besorgen, damit er es endlich hinter sich bringen konnte. Er dachte: Um zum Treffpunkt zu kommen, muss ich jetzt nach links abbiegen und aus dem Ort heraus. Er bremste ziemlich abrupt und bog links ein, sah dabei noch, wie der Fahrer hinter ihm wütend gestikulierte. Jetzt gab er Gas, er wollte rasch zum Treffpunkt. Er durfte die Gelegenheit nicht verpassen. Er wurde immer schneller. »Scheiße, ich weiß nicht mehr, wo ich lang muss. Ach egal, ich bringe es jetzt direkt hinter mich.«

In einem kurzen Moment der Entschlossenheit gab er Gas, drückte das Pedal bis zum Anschlag durch. Die Gelegenheit war günstig. Eine lange Gerade. Da hinten sind ein Zaun und ein Baum, darauf halte ich zu. Der Baum kam immer näher. Er trat noch kräftiger auf das Pedal. Der Baum wurde größer und größer.

Plötzlich wurde die Zeit unendlich lang. Was bedeutet es, wenn ich mich jetzt umbringe? Was hat das für Konsequenzen? Der Baum war jetzt bedrohlich nahe und das Auto unglaublich schnell … Im letzten Moment riss Ralf das Steuer herum, der Wagen überschlug sich zwei Mal und krachte mit Höchstgeschwindigkeit in den Zaun – Stille.

Um Ralf herum war Stille. Im Inneren wie im Äußeren. Keine Gedanken quälten ihn in diesem Augenblick. Er versuchte sich ein Bild von seiner momentanen Situation zu machen. Seine Hände waren eindeutig vor ihm, hielten das Lenkrad fest umschlungen. Genau genommen waren sie regelrecht verkrampft, so als hätten sie als Einzige diesen Augenblick festgehalten, den Aufprall. Nur zur Sicherheit huschte sein Blick über das Lenkrad und seine Hände hinweg. Der Wagen war offensichtlich »geparkt«, hier im Grün am Straßenrand. Er hob seinen Blick weiter, und der Zaun, den er zuvor nur schemenhaft ausgemacht hatte, sprang ihm jetzt ins Auge. Er war tatsächlich verunglückt. So ein Unglück.

Nun waren sie wieder da, die Gedanken und die Angst. Selbst der Tod hatte ihn nicht haben wollen. Wahrscheinlich war er schreiend weggerannt, hatte seine Sense ins Gras geschmissen und seine Pflicht verweigert. Oder war es einfach nur seine Angst vor Entscheidungen gewesen, vor dieser letzten Entscheidung? Diesem weisen Entschluss? Es erschien ihm immer gewisser, dass das Ende nahte. Wahrscheinlich wurde die Welt jetzt aufgerollt. Langsam von hinten, denn vielleicht war sie ja doch nur eine Scheibe.

Aus den Augenwinkeln heraus nahm Ralf wahr, dass in seiner Nähe Autos angehalten hatten. Jemand stieg aus. Jetzt haben sie dich gefunden, jetzt wirst du deiner gerechten Strafe nicht mehr entgehen können. Ein Mann näherte sich seinem Wagen und blickte durch die Scheibe. Jetzt haben sie dich. Jetzt haben sie dich! Sie werden dich aus dem Wagen zerren und langsam abschlachten. Man wird dich in Stücke reißen und dein Fleisch noch roh auf der Straße essen. Oder noch viel schlimmer?

Er wünschte sich, er wäre bei dem Unfall gestorben. Was würde im nächsten Augenblick auf ihn zukommen? Welch perfide Grausamkeit mochten die Götter sich noch für ihn ausgedacht haben? Ja, vielleicht war Gott der Einzige, der ihm noch helfen konnte. Gott. GOD. War das ein Zufall? Rückwärts gelesen war GOD DOG, also Hund, und sein Name war Köter. Hieß das, dass er der Antichrist war? Nein, er war O, die Null, der Kreis, die Mitte und das Zentrum, um das sich alles drehte …

Erst in diesem Augenblick begann Ralf, wieder seines Körpers gewahr zu werden. Der Krampf in seinen Händen und Fingern begann sich zu lösen. Auch in seinen Beinen zirkulierte wieder das Blut. Seine linke Hand löste sich langsam vom Lenkrad, und in einem Augenblick der Gedankenlosigkeit versuchte er die Tür zu öffnen. Das durfte er nicht tun, die Tür öffnen. Dann würde die Wand einstürzen. Doch er tat es, und es funktionierte auch.

Mit einem schnarrenden Geräusch sprang sie auf, riss seinen Arm ein Stück mit und gab dem Rest seines Körpers den Schwung, den er brauchte, um sich in Bewegung zu setzen.

Ohne einen einzigen Moment darüber nachgedacht zu haben, stellte er fest, dass er diese Hülle noch immer steuern konnte, dass sie funktionierte. Nachdem sich die Schale seines Körpers aus den Überresten des Autos gezerrt hatte, setzte sie sich mit tapsigen Bewegungen in Gang. Die Maschine rollte an wie ein ferngesteuerter Teddybär, und mit seiner ganzen Gewichtigkeit nahm er die Passanten ins Visier. Immer schneller trommelten seine Tatzen auf den nackten Asphalt. Er schien sich wie eine Dampfwalze fortzubewegen, um die kleinen Zuschauer, die im Weg standen, niederzurollen. Er riss die Arme – wozu eigentlich? – hoch, und er setzte an, über die Menge hinwegzuwalzen.

Im Bildhintergrund tauchte das Blaulicht eines Krankenwagens auf und wurde langsam immer größer, passend dazu schwoll der Ton an, bis das helle Geschrei der Sirene die letzten Meter zerfetzte, die zwischen Ralf und den verwirrten Zuschauern lagen. Die ausgestreckten Hände zerrten ihn noch ein Stück weiter und ließen den Körper für die mittlerweile erschrocken wirkenden Zuschauer etwas größer erscheinen.

Ralfs Lippen, die er lange nicht mehr benutzt hatte und die von Blut verklebt waren, setzten zu einer Bewegung an. Ihm war nicht klar, welche Wirklichkeit sein Wahn im nächsten Augenblick generieren würde. Doch dann erklang ein Ton von seinen blutigen Lippen, lauter, als man hätte vermuten können: »Hilfe, Hilfe, bringt mich um!«

Es war nicht auszumachen, ob der Kreis der Zuschauer eher erleichtert oder entsetzt war ob dieser Worte.

In der Zwischenzeit hatte sich der Krankenwagen herangearbeitet. Und nun ging alles recht schnell. Ralfs überbeanspruchte Hülle zollte dem Unfall Tribut, das Blut wich aus Ralfs Gehirn, um einer Ohnmacht Platz zu machen.

Die Fahrt zur Psychiatrie verlief ruhig und ereignislos.

Die geschlossene Station

Im Nachhinein betrachtet, war es wirklich wie in dem Film ›Einer flog übers Kuckucksnest‹. Die Station: Er war angekommen in der Horizontalen.

Man hatte ihn auf eine Trage geschnallt und in den Notarztwagen geschoben. Dann war die Reise losgegangen, in die nächstgelegene Psychiatrie. Während der Fahrt war er wieder aufgewacht, und seine wilden Spekulationen waren noch weiter in die Höhe geschossen, sodass es ein Glück war, dass die Sanitäter ihn angeschnallt hatten.

Er wurde auf die geschlossene Station gebracht. Trotz seines Zustandes war ihm ein wenig mulmig zumute. Er bekam ein Bett auf dem Flur – die Station war hoffnungslos überfüllt. Immer wieder sah er Leute an sich vorbeilaufen. Manche gingen schnell, wie gehetzt, andere wie Roboter, ein Bein nach dem anderen schwer und kratzend über den Fußboden ziehend. Immer wieder kamen sie an seinem Bett vorbei. Wie er diese Nähe hasste. Er war innerlich noch so aufgewühlt, dass er hätte wegrennen wollen, doch er war ans Bett gefesselt. Im Moment war er ein Zuschauer in seiner eigenen verrückten Wirklichkeit.

Er bemerkte aber auch, dass die dicke Spritze, die man ihm verpasst hatte, langsam zu wirken begann. Die Augenlider wurden schwer, unsagbar schwer. Er konnte sich nicht mehr gegen die Schwerkraft wehren, sie wurde zu stark für ihn. Er fühlte sich wie in einem Nebelfeld, das immer dichter um ihn herumwaberte. Oder war es vielleicht gar kein Nebel? War es ein Gas, das ihn ausschalten sollte? Er hatte keine Gelegenheit, darüber nachzudenken, weil der Nebel ihn nach und nach in seinen Bann zog. Erst schwand die Sicht, dann schwanden ihm die Sinne …

Von irgendwoher drang Licht in seine dunkle Kammer. Die Nebelschwaden lichteten sich, und er sah etwas. Und plötzlich war er wieder in der Realität, mit all ihrer Härte. Die verrückten Gedanken waren, zumindest für den Augenblick, weg. Seine Fähigkeit, sich zu bewegen, war allerdings auch weg. Er wusste nicht, ob dies an den Medikamenten oder an den Fesseln um seine Handgelenke und Beine lag. Jedenfalls war er wieder da, in seinem Bett, in dieser tristen, öden Realität. Und auch die Geräusche waren wieder da. Sie mussten aus dem Nebenraum kommen.

Ralf öffnete die Augen ein bisschen weiter und konnte, wenn er den Kopf leicht drehte, die Quelle der schlurfenden Geräusche ausmachen. Er sah einen älteren Mann, der mühsam ein Bein über den Boden zog. Jetzt war das andere Bein dran, was ebenfalls seiner ganzen Anstrengung bedurfte. Ralf versuchte, seine Hände zu bewegen. Sie waren fixiert. Aber die Finger konnte er strecken und wieder zusammenziehen. Wenigstens etwas. Als er sich erneut auf das konzentrierte, was in sein Gesichtsfeld kam, bemerkte er, wie der ältere Mann – er was dunkelhaarig mit einem leichten Ansatz zur Glatze – von einem etwas schnelleren, jungen Schlurfer überholt wurde, der sofort wieder verschwunden war.

Der ältere Mann war mittlerweile so nah, dass Ralf jeden Popel in seiner Nase hätte sehen können, wenn dort einer gewesen wäre. Wenn er jedoch genauer hinsah, sah er, wie im Mundwinkel des Mannes ein Tropfen hing, der jeden Moment herunterzufallen drohte. Ralf war fasziniert von der Spannung des Augenblicks. Würde der Tropfen fallen oder nicht? Er zitterte, der Speicheltropfen, konnte sich jedoch durch die geringfügige Bewegung des Körpers beim energiesparenden Schlurfen sehr lange in seiner Ecke halten, ohne auf den kalten Boden tropfen zu müssen, um dort von Speedy, dem Schnellschlurfer, vielleicht erwischt und plattgemacht zu werden. Er hielt sich. Der nächste Schlurf. Der ältere Mann rückte näher.

Später würde Ralf erfahren, dass er Klaus hieß und einen

verzweifelten Selbstmordversuch unternommen hatte, weil seine Frau qualvoll an Krebs gestorben war. Er hatte auch versucht, die gemeinsame Wohnung anzuzünden. Klaus rückte immer weiter aus Ralfs Blickfeld, doch Ralf hoffte, er würde den Augenblick noch miterleben, in dem der Tropfen fiel. Er bewegte seine Augen so weit nach links, wie er nur konnte, und hoffte, das Fallen des Speicheltropfens mitverfolgen zu können. Aber Klaus war seinem Gesichtskreis entschwunden.

Jetzt, da seine Konzentration wieder sich selbst galt, bemerkte Ralf, wie ein schmales Rinnsal Speichel aus seinem Mund zum Kinn lief, wo es verharrte. Ralf wollte den Speichel wegwischen, hatte aber vergessen, dass er fixiert war. Es gelang ihm auch nicht, ihn mit einer Bewegung des Kopfes abzuschütteln. Sein Kopf war schwer und träge. Und sein Mund fühlte sich an wie nach einer Betäubungsspritze beim Zahnarzt. Endlich löste sich der Tropfen und fiel zu Boden. Erleichtert schluckte Ralf und schloss zufrieden die Augen.

Als er wieder aufwachte, sah er die leicht vergilbte Decke des Stationsflurs. Er versuchte, seine Gefühle zu sortieren. Einerseits war er sehr glücklich, glücklich darüber, dass es mit seinen psychotischen Gedanken zu Ende war. Die Panik und die überschäumende Angst, die Ungewissheit und das Getriebensein waren verschwunden. Mit ihnen hatte sich aber auch die zwischenzeitliche Euphorie verflüchtigt. Geblieben war eine stinkende, modernde Leere, ein Nichts, das sich langsam in ihm weiter vorfraß. Es war wie in dem PacMan-Spiel: Nach und nach wurde alles, was ihn ausmachte, aufgefressen. Ähnlich musste es sein, wenn man tot war: Die Würmer fraßen einen langsam von innen auf. Er fühlte sich, als würde seine Existenz, sein inneres Selbst, Happen für Happen weggekaut, und übrig blieb diese Leere, diese verrückte Leere.

Ein Pfleger – oder sollte er sagen: ein Wärter? – kam auf ihn zu. Was war jetzt angesagt? Auf dem Gesicht des Pflegers erschien ein verschwindend kleines Lächeln, als er sich halb umdrehte und seinem Kollegen zurief: »Ich glaube, ich kann den Köter losmachen.« Zu Ralf gewandt meinte er: »Ich binde Sie jetzt los und zeige Ihnen das Wichtigste auf der Station. In einer guten halben Stunde gibt es Mittagessen. Ich hoffe, wir sind friedlich.« Ralf war weder physisch noch psychisch in der Lage, sich zu wehren. Und da die PacMan-Leere in ihm immer mehr Raum gewonnen hatte, nahm er es teilnahmslos hin, dass der Wärter die Gurte von seinen Händen und Füßen löste und er daher die Freiheit hatte, sich seinen Sabbermund abzuwischen.

Als er sich aufrichten wollte, stellte er fest, dass sein Körper um Jahre gealtert war. Die Mattigkeit lag wie ein Kettenhemd über seinen Schultern und drückte ihn tief in die Federn der ausgeleierten Matratze. Er nahm wieder die Betriebsamkeit auf dem Flur wahr, dem Schlurf-Highway. Ralf kratzte seine letzten Fünkchen Energie zusammen und richtete sich auf. Nur mit halbem Erstaunen stellte er fest, dass er dieselben hängenden Schultern hatte wie die Kollegen, die an ihm vorbeizischten. Wahrscheinlich wurden die Kettenhemden direkt am Eingang verteilt. Unwillkürlich kam ihm der Gedanke an eine Schneckenfarm. Ein jeder schleppte sein Häuschen auf den Schultern mit sich herum, in das er sich bei Bedarf zurückziehen konnte. Dies machte den Gang schwer und langsam, und eine Schleimspur hinterließ auch jeder …

Jenseits der Fehlerschwelle

Nach dem ersten Aufenthalt in einer Psychiatrie folgte für Ralf eine Zeit, in der er sich ständig am Rande des Wahnsinns bewegte. Die Diagnose war gestellt, das Abenteuer, das er erlebt hatte, war für die ihn behandelnden Ärzte eine Schizophrenie. Irgendwie war die Welt anders, nachdem die Diagnose feststand. Plötzlich bewegte er sich nur noch in diesen Sphären. Ein Zusammenbruch folgte dem nächsten und es war ein ständiger Kampf zwischen der alten Welt, wie er sie kannte, und der Krankheit. Er war weder in der Lage, sein gewohntes Leben zu führen, noch einer normalen Arbeit nachzugehen. Sein Glück war, dass er einen tollen Lebenslauf zu bieten hatte, und so bekam er immer wieder Arbeitsmöglichkeiten, die er mehr schlecht als recht ausfüllen konnte. Die nächsten Jahre verbrachte er in einer Zwischenwelt.

Inzwischen kann Ralf auf ein knappes Dutzend Psychiatrieaufenthalte zurückblicken. Diese Zeiten in geschützter Atmosphäre waren immer wieder unterbrochen von Zeiten, in denen er versuchte, normal zu leben. Immer wieder nahm er seine Medikamente. Dann probierte er es ohne, weil die Nebenwirkungen so schwer zu ertragen waren und weil er es einfach nicht wahrhaben wollte, dass sein bisheriges Leben schlichtweg vorbei war. Er war wie tot, ohne schon gestorben zu sein, ein Dasein als Zombie, so fühlte es sich für ihn an.

Begleiten Sie Ralf ein Stückchen weiter auf seinem für die nächsten Jahre typischen Weg. Allerlei seltsame Phänomene tauchen auf in seinem Leben und beherrschen es teilweise. Lassen Sie mich die Symptome schildern, unter denen er leidet.

Oft saß er auf einem Stuhl vor einem Zettel und stellte sich immer wieder dieselbe Frage: Wie hatte es nur so weit kommen können? Er stellte fest, wie sich allmählich – nicht real, aber in seinen Gedanken – seine Persönlichkeit auflöste. Die Eindeutigkeit schien aus seinem Leben, seiner Welt verschwunden zu sein. Nichts war mehr so, wie es früher einmal gewesen war. In seinem Kopf schien wellenartig alles zu verschmelzen. Sport, Kunst, Wissenschaft, Sex, Religion und Politik bildeten plötzlich eine Einheit, um im nächsten Moment wieder in neue Einzelteile zu zerfallen. Dinge schienen auf einmal verbunden, die eigentlich nichts miteinander zu tun hatten. Auch um ihn herum schien sich alles aufzulösen. Seine Gedanken ertranken schier in einem Fluss aus Worten.

Wortfluss

Wie kam er nur an diese Stelle? Die Feder in der Hand, schienen die Worte auf dem Zettel vor ihm zu fließen, ja zu zerfließen. Sie zerrannen ihm zwischen den Fingern, tropften auf das Blatt vor ihm, um es zu tränken in den Saft, der ihm entzogen wurde. Es war, als sei es sein Lebenssaft, in dem dieses fette Stück Papier langsam und mit einem gewissen Genuss aufquoll.

Die Wörter auf dem Blatt schienen sich langsam zu bewegen, so als wollten sie sich Luft machen. Erst stießen die ersten Buchstaben leicht an den Rand ihrer Bedeutung, dann erhob sich ein i-Tüpfelchen und versuchte mit einem kurzen Sprung vom Blatt zu entkommen. Jetzt geriet das ganze Wort in Bewegung. Es fing an zu schwingen, und man hatte den Eindruck, dass allmählich das ganze Blatt Papier mitschwang.

Jetzt erreichte die Welle, die von dem ersten Wort ausgegangen war, das zweite Wort. Auch dieses begann sich unvermittelt in Bewegung zu setzen. Es war ein Hüpfen, ein Räuspern, ein Klagen, ein Stoßen, ein Zupfen, ein Schwingen.

Nach und nach setzte sich eine Ecke des Blattes eselsohrengleich in Bewegung, ein erster Knick war schon geschafft. Das Schwingen wurde heftiger.

Die Tinte, die eben noch die Wörter geschrieben hatte, geriet in Wallung. Sie schwankte und schwappte, und da war es passiert: Ein Tropfen löste sich vom Blatt, stürzte mit vollem Schwung und unaufhaltsam über den Rand des Tisches. Vom eigenen Schwung in Schach gehalten, sauste er zu Boden. Der Tropfen beschleunigte sein Tempo wie eine Kugel Blei, die aus einer Kanone direkt nach unten gefeuert wird. Und wie in dem Bestreben, jeden Moment die Schallmauer zu durchbrechen, schlug er mit unvermittelter Wucht in den massiven Holzboden ein. Der Boden des Zimmers erzitterte heftig.

Die Dynamik der Worte, ihr Sehnen, sich Luft zu machen, wurde immer drängender, und sie begannen allmählich und mit ihrer ganzen Kraft die Fesseln zu sprengen, die ihnen dieses Blatt so unnatürlich auferlegt hatte. Die ersten Worte versuchten jetzt freizukommen und zu fliehen in die Welt.

Dieses heftige Bestreben blieb nicht lange unbemerkt. Schon horchten die Worte, die gerade aus dem Radio kamen, auf und bemerkten, dass sich dort auf dem Blatt etwas tat. Nachdem die Radioworte sich kurz beratschlagt hatten, gesellten sie sich rasch zu den frischen Worten auf dem Blatt, um sich mit diesen zu vereinen zu etwas Neuem, viel Größerem: zu einem Gedanken, der sich mit Geduld und Würde langsam fasste, im nächsten Moment sich aufzulösen schien, um jedoch sogleich im Hirn des fast vergessenen Schreibers in seiner ganzen Fülle aufzutauchen und sich breitzumachen.

Gezeugt vom Kampfesgeist der Worte auf dem Blatt und von der Leichtigkeit jener aus dem Radio war dieser Gedanke von einer Stärke, die ihn einen Siegeszug antreten ließ, der seinesgleichen suchte. Kühn und wild war er, gänzlich neu und von Wahrheit nicht befangen. Im Dickicht der Gefühle und Gedänkchen, die hier wohl zu Hause waren, suchte er sich seinen Weg. Diese hatten außer ihrer Fülle nichts, um ihm zu trotzen, und wurden flugs vereinnahmt und zu treuen Vasallen des Neuen Gedankens gemacht.

Die Herrscher hier im Reich der Gedanken wurden aufmerksam auf diesen Neuling und versuchten ihn alsbald aufzuhalten. So geschah es denn, dass der große Wahrheitswächter und seine Truppen zu den Waffen gerufen wurden, um sich dem Fremdling mit all ihrer Pracht und dem Glanze ihrer Rüstungen entgegenzustellen. Und sie waren siegreich.

»Alles Quatsch!«, schrie Ralf und warf mit einem kurzen, aber kraftvollen Schwung die Feder auf den Tisch.

Er wurde also aufgehalten, dieser Eindringling, und alles ging so schnell, wie es gekommen war. Doch die vielen kleinen Gedänkchen, die dem Neuen Gedanken nachgelaufen waren, waren jetzt verlassen und allein. Sie trollten sich, jedoch in der Hoffnung, der Große Neue Gedanke mit seinem Hochgefühl möge sich bald wieder einstellen –

So wie Ralf es hier geschafft hat, wollen auch wir uns wieder an das rettende Ufer der Realität ziehen. Für einen Moment stehen wir triefend nass vor wilden Gedanken am Ufer, schütteln uns kurz wie ein Hund, und schon ist unser Fell wieder rein, trocken und intakt. Erleichtert atmen wir durch. Doch für Ralf ist es anders, er steht im Dauerregen, und alles Schütteln nützt ihm nichts, er bleibt durchnässt von schizophrenen Gedanken.

Doch nicht immer sind diese Gedanken schlecht. Manchmal vermitteln sie ihm sogar ein Hochgefühl. Er ist dann so wissend – einem Außenstehenden kaum zu beschreiben. Er ist eins mit dem Universum, er weiß einfach alles.

Ralf schwebte wie auf einer Wolke. Er sah. Er wusste. Er kannte. Die weltlichen Grenzen hatten keine Bedeutung mehr für ihn. Er schwebte engelsgleich in einer höheren Sphäre. Er kannte endlich die Zusammenhänge. Keiner hätte ihm in diesem Moment dieses Wissen nehmen können. Die Welt war nur ein Spiel, das im Vordergrund gespielt wurde. Im Hintergrund aber waren so viele Wahrheiten verborgen! Die Welt war wie eine Zwiebel aufgebaut, mit vielen verschiedenen Schalen, und wir befanden uns auf der äußersten. Nicht so Ralf, er war ins Innere der Onion vorgedrungen, dem Anschalter (On) für Ionen. Englisch war die Sprache, die einen viel direkteren Bezug zur Wahrheit der inneren Schalen hatte.

No in O. Laut Zwiebel oder Rückwärtssprache war O also keine in (No in O). Also O, der zentrale Teil Gottes, der gemeinsam ist in GOD und DOG, der ist wohl eher männlich, oder? War er der Köter Gottes? Der Spiegel? Das Schlechte, in dem sich das Gute spiegelte?

GOD und DOG: Das Gemeinsame war das O. O ist die Antwort, dachte er. Kam er nicht aus einem Ort, der mit O anfing, und war O nicht der perfekte Buchstabe, von allen Seiten gleich? Es konnte doch kein Zufall sein, dass das buddhistische OM mit O anfängt, oder? O war rund wie die Erde – oder wie die Venus, denn der Kreis war ja auch das Zeichen für die Weiblichkeit. War Gott eine Frau, oder sollte er als Spiegel eine Frau werden? O war rund, ein Kreis, die Kreiszahl Pi, 3,14, allmählich fing alles an, Sinn zu machen.

Er hätte aufschreien können ob seiner Erkenntnis, er verstand jetzt alles. Vierzehn Buchstaben im Alphabet vorher, elf nachher, der Unterschied war 3. Drei, wie Pi, also die Kreiszahl, die das Runde ausmacht, wie O natürlich. Wie Erde, der dritte Planet im Sonnensystem, und die Sonne war O, wie O oder Gott. Wenn man der Sonne zu nahe kommt, verglüht man, wie Ikarus verliert man seine Flügel. Es ist wie in Platons Höhlengleichnis. Wenn man erkennt, dass man nur Schatten verfolgt und sich den wahren Akteuren zuwendet, die Höhle verlässt, sieht man die Sonne. Und der Augenblick, in dem man die Sonne sieht, ist gleichzeitig der Moment der höchsten Erkenntnis und der letzte Moment, der Tod. Der erste Moment, das Leben, fängt ganz anders an. Das Männliche und das Weibliche vereinigen sich. Aus den Gegensätzen entsteht das Gemeinsame. Das Prinzip des Strahls und das Prinzip des Kreises vereinigen sich, um etwas Neues zu schaffen. Alles beginnt mit der 0, dem Kreis, der Sonne. Von dort gehen die Strahlen aus, die das Leben erschaffen. Dann vereinigen sich Strahl und Kreis, es entsteht wieder Leben. Er musste diese Strahlen finden. Er musste alle an seiner Erkenntnis teilhaben lassen.

Er riss die Wohnungstür auf, rannte die Treppe hinunter und ging auf die Straße. Was für ein buntes Treiben war hier in der Welt der äußeren Schale! Jede Menge bunter Leute rannte über die Straße. Er erkannte Katzen, Magier, er sah Ritter und Cowboys. Nur schrille, verrückte Gestalten waren hier, einige lachten und tanzten. Hier konnte er nicht verkehrt sein. Die hier waren reif für seine Botschaft. Er sprach einen Priester an. »Hallo, hast du deinen Weg zu Gott schon gefunden? Ich kenne den Weg, es ist O, der Spiegel, in den du schauen musst, dann siehst du Gott.« – »Lass mich in Ruhe.« Der Priester war noch nicht so weit, Ralf musste weiter. Er rannte zu einer Magierin. »Weißt du, dass OM der Ausspruch ist, der alle Wahrheit enthält?« – »Geh weg!« Keiner wollte seine Wahrheiten hören. Da, er war mittlerweile bei dem Pizzaladen, bei dem er immer einkaufte. Vor der Tür stand ein ihm bekannter Pizzabäcker. Er sprach ihn an. »Hallo, hast du Gott schon gefunden? Weißt du, dass Gott die Antwort auf alle Fragen ist? Wie weit bist du auf dem Weg zu Gott? Glaube mir, du musst den Weg gehen.« Aber der Pizzabäcker war schon im Pizzaladen verschwunden.

War denn diese Welt noch nicht bereit für seine Erkenntnis? Wollten denn alle auf der äußeren Schale bleiben? Keiner wollte zu den inneren Schalen vordringen, um die Sonne zu sehen. Wollte ihm denn keiner folgen auf dem Weg zu Gott? Er schritt langsam weiter. Was kam von Gott oder der Sonne? Strahlen. Licht und Wärme. Warm, bedeutete das etwas? Mraw, ein Sackgassenwort. Thgil, auch nicht besser. Light, hieß das nicht Licht und gleichzeitig leicht? Das hieß, er musste leicht zum Licht kommen. Wie konnte er das machen, leicht zum Licht? Ralf sah eine Laterne. Eine Quelle von Licht und Wärme. Er musste leicht hinauf zum Licht. All die Indianer und Clowns guckten nicht schlecht, als Ralf in seinem Teufelchenkostüm auf die Laterne kletterte. In diesem Moment fühlte er sich als Spiegel Gottes und diesem ganz nah.

Wieder wird er in die Psychiatrie eingeliefert, und wieder beginnt der Kampf von Neuem zwischen ihm und der Krankheit, zwischen ihm, den Medikamenten, den Ärzten und den Nebenwirkungen. Dann geht es eine Weile gut, und er versucht wieder, aus dem Sumpf herauszukommen, und wieder schafft er es nicht ganz. Es ist vielleicht schwer zu verstehen. Aber er will weder die Medikamente nehmen, noch will er die Nebenwirkungen ertragen. Und dann kommen immer wieder diese Halluzinationen, die Stimmen, die er hört. Sie sind wie

Ha(r)fenklänge

Es ist ein Rauschen, ein Flimmern, wie weißer Schnee auf der Mattscheibe. Nein, weißes, sanftes Rascheln. Ruhe. Du eilst schnellen Schrittes durch den Hafen, die Container schrappen über den Boden, die Schiffe prusten, um ihrer prallen Fülle Luft zu machen. Stahl klingt auf Stahl, wie wenn ein Trommler den Takt vorgibt, nach dem hier gelöscht und beschickt wird. Ein tosendes Crescendo und dann, an der nächsten Straßenecke, zwitschern die Amseln im Laub der Birken, und die Krähen schimpfen, um ihre Kleinen zu schützen. Es rauschen die Blätter im Morgenwind. So geht der Wechsel im Kopf. Welch ein Glück, im Park zu sein, doch der Hafen ruft ganz tief im Innern und lässt dich nicht in Ruh. Was immer er auch sagt, du kennst es schon, es ist schon da gewesen, doch es kommt immer wieder, wie der stählerne Takt: die Stimme.

Tief im Inneren geboren, quillt sie hervor und quetscht sich zwischen zwei unbedarften Nervenwindungen durch, um mit aller Wucht ins Bewusstsein zu platschen. Erst hörst du ihn kaum, den Takt, doch dann geht er auf wie Hefeteig, nur nicht lecker und süß, sondern mit stählerner Wucht. So hämmert der Sound der Stimme in deinem Kopf. Wenn eine nicht reicht, dann kommen sie zu zweit oder gleich im Rudel.

Ralf war ganz weich geklopft von diesem Takt, der in seinem Kopf schlug. Doch der härteste Rhythmus ist nur dann schlimm, wenn man ihm lauscht. Also versucht er, Odysseus gleich, sich selbst an den Mast der Realität zu fesseln und der Sirenen Lärm zu ertragen. Ihr Rufen nicht zu hören, wenn sie ihn locken. Ralf, tu es nicht. Bleib hier. Doch wie gerne folgte er. Sie locken mit süßen Klängen, um dich dann im Hafen einzumauern. Sie tadeln, statt zu adeln, sie quälen, wo sie können. Ralf, folge nicht. Zu spät.

»Wir kriegen dich, wir finden dich, du kannst uns nicht entkommen. Lauf nur, wenn du willst, du kannst deinem Schicksal nicht entrinnen. Wir sind hier und warten auf dich, du kleiner Wicht. Wir nehmen dich und zermalmen dich, du Wurm. Versteck dich nur in deinem Zimmer. Wir warten schon. Die Kessel sind schon geheizt. Man wird dich schlachten und aufessen. Es wird ein Festmahl. Na, wunderst du dich nicht, warum heute deine Wohnungstür nicht abgeschlossen war? Oh, das waren wir, wir haben dich besucht. Hast du das gar nicht gemerkt? Wie schade. Es war so schön, dich da liegen zu sehen, unser Festmahl. Ja, so ist es recht, steh nur auf. Kannst nicht mehr schlafen, hmmh? Ach, jetzt machst du den Fernseher an. Was glaubst du da zu finden? Hilfe vielleicht? Keine Angst, die gehören auch zu uns. Mach dir keine Hoffnung. Nachrichten, wie mutig. Schau mal, ein U-Boot. Mit ganz vielen eingeschlossenen Menschen. Rat mal, wer das ist. Was denkst du? All deine Lieben sind da drin. Denkst du, es wird Rettung kommen? Ja, schalt ruhig um. Eine Talkshow – wie spannend, was denkst du, über wen die reden? Über dich natürlich. Wovon spricht man jetzt? Vom Fremdgehen. Was denkst du, warum jetzt dieses Thema kommt? Was denkst du, was deine Süße macht, während du auf langen Dienstreisen bist? Feiger Zapper, lauf doch nicht weg vor der Wahrheit, sieh ihr ins Auge, sie betrügt dich. Womit willst du dich jetzt ablenken, hmmh? Mit einem Bericht über die Pyramiden. Du weißt ja, dass wir dich schon lange verfolgen. Ja, ja, du warst mal ein großer Pharao, mit ganz viel Macht. Und hat es dir was genützt? Wir haben dich doch gekriegt. Wir verfolgen dich nun schon seit vielen Leben. Was denkst du eigentlich, wie es ist, wenn man in so einer Pyramide liegt? Wie fändest du es, dort eingeschlossen zu sein? Nein, nicht tot, du sollst doch etwas davon haben. Du darfst die Stunden und Tage genießen. Warum schaltest du denn um? Ach, jetzt machst du den Fernseher ganz aus.«

Die Funken sprühen, wenn Stahl auf Stahl trifft. Lauf du nur, sie laufen mit, schrei du nur, sie stehen fest, winde dich, sie drehen sich auch. Du kommst nicht weg von dem stählernen Klang. Du stöberst in den Schubladen nach einem Schutz. Du schluckst ihn schnell, doch langsam nur senkt sich die Haube über dich, die den Klang des Wahnsinns dämpft. Tage kann es dauern, ehe die Stimme verstummt. Dann bist du im Park und hörst die Blätter rascheln, kein stählernes Geheul stört dich mehr. Jetzt gehst du schweren Schrittes, denn die Haube drückt dich sehr, und bist du ihrer müde, findet dich der Hafen schnell wieder.

Ein anderes Mal plagen ihn plötzlich optische Halluzinationen, die im Allgemeinen nicht so häufig sind wie akustische Halluzinationen, aber sie sind mindestens genauso beeindruckend. So als stünde man am helllichten Tag plötzlich in einer

Nebelwand

Zittern. Die Bettdecke schabt an der Haut. Die Wärme treibt den Schweiß auf die Stirn. Die Ringe unter den Augen sind einsame Zeugen der letzten Nächte. »Schlaf, wie vermiss ich dich!«, war der Gedanke, der Ralf jetzt ausfüllte. Der feuchte Hauch ins Kopfkissen benetzt die ansonsten trockenen Lippen. In seinem Bauch gluckern nahezu unverdünnt die vierzig Tassen Kaffee der letzten zwei Tage. Die Lunge pfeift nach all dem Nikotin dieser Zeit. Die Stimmen haben in ihrem Unisono nicht nachgelassen. Die Klänge des Wahnsinns waren die Melodie seiner durchwachten Nächte. Er tanzte dazu mit schweren Schritten. Seine Flucht hatte sich verlangsamt zu einem Warten auf den Todesstoß, der dann nicht kam.

Immer wieder hörte er sie, wie sie alles kommentierten, was er sagte. In seinem Wahn stellte er sich vor, wie die Verschwörung gegen ihn und der Kampf um ihn immer weitere Kreise zogen. Erst kämpften seine Freunde, dann die Familie, dann deren Freunde und Familien, und immer weiter zog sich der Bruch durch die Gesellschaft. Mittlerweile waren es bereits verschiedene Nationen, die in einem wilden Hin und Her über sein Schicksal berieten. Machtlos stand er mittendrin und lauschte den Kommentaren, wie bei einer Live-Übertragung. So sehr war er in ihrer Macht, dass er nur noch teilnahmslos, wie ein Spielball hin und her geworfen wurde und sein ansonsten wacher Geist sich eine Schramme nach der anderen holte. Leider waren in diesem mentalen Spiel Fouls nicht verboten.

Plötzlich wurde die Sicht immer verschwommener. Ein Schleier legte sich langsam über seine Augen. Da, wo seine Möbel im hellen Licht der Ostsonne gestanden hatten, waberte nun ein imaginärer Nebel, der alles umhüllte. Er legte sich um die Stühle, kroch das Regal hinauf und benetzte die Schreibtischoberfläche. Mit schnellen Armbewegungen versuchte Ralf ihn wegzuwischen. Doch es ging nicht. Der Nebel blieb. Er schlurfte in die Küche, um zu sehen, ob auch dort der Nebel war. Es war beunruhigend zu sehen, wie der Nebel in der Spüle versank, und selbst im Inneren des Kühlschranks war kalter Nebel. Wild fuchtelte er mit den Armen, um ihn zu beseitigen, doch umsonst. Er rannte ins Schlafzimmer, warf sich aufs Bett und drückte den Kopf ins Kissen. Der Nebel verschwand. Wenn er den Kopf hob und die Augen öffnete, war er wieder da, dieser Nebel.

Langsam verlor er seine Angst und akzeptierte auch diese neue Wandlung des Spiels, das sie mit ihm trieben. Er legte sich zurück und beobachtete den Nebel, der ihm jetzt wie eine Leinwand vorkam. Wie im Kino beobachtete er die Leinwand mit Spannung. Was würde sie zeigen? Langsam lief der Film an. Erst waren es nur kleine Unebenheiten in der Leinwand, Punkte und Striche, die auftauchten, dann entwickelte es sich immer mehr. Da, ein erster Farbklecks schlich vor seine Augen. Er schaute weiter angestrengt in den Nebel. Er war rot. Der Klecks tanzte im Nebel. Plötzlich bekam er einen Gesellen. Ein zweiter Klecks erschien auf der Leinwand. Sie tanzten im Takt und formten sich langsam zu einem größeren Klecks. Nun kam auch noch ein schwarzer Klecks hinzu. Sie tanzten weiter. Jetzt kam ein blauer. Die Kleckse wurden immer größer. Sie zogen sich nach und nach auseinander. Er konnte Streifen erkennen, die sich langsam durch den Nebel flochten.

Was sollte da entstehen? Er war sich nicht sicher, was sich dort vor seinen Augen aus dem wabernden Nebel herausformte.

Doch es wurden mehr und mehr Farbschlieren, die sich umeinanderwanden. Sie bildeten einen Kontrast. Rot stand neben Blau, Schwarz neben Gelb. Ralf sah Streifen und Punkte, und allmählich erkannte er, was es war, das da vor seiner Nase flatterte. Er sah es nun deutlich, ein schwarzer Streifen über einem roten und ein gelber unter einem roten dicht nebeneinander. Sie bewegten sich wellenförmig. Es war eine Flagge, schwarz-rot-gold, die im Nebel flatterte. Und daneben der Union Jack mit Sternen und Streifen in Rot, Weiß und Blau. Vor ihm flatterten die deutsche und die amerikanische Flagge. Das war ein deutliches Zeichen. Er wusste, dass es ein Zeichen speziell für ihn war und dass es eine Botschaft darstellte. Dies musste er allen mitteilen. Er zog sich an, packte seine Sachen und rannte hinaus, um es allen zu sagen.

Neben optischen und akustischen Halluzinationen waren es vor allem die Bedeutungszuweisungen, die ihn tagein, tagaus beschäftigten. Alles bekam eine neue Bedeutung und wurde im Rahmen der Psychose neu interpretiert. Dabei war es egal, ob es sich um Songs im Radio handelte, die plötzlich Botschaften darstellten, oder Werbeplakate, die zu ihm sprachen. Sehr gern wurden natürlich bedeutungsschwanger eigene Erlebnisse neu interpretiert. Besonders beliebt war bei ihm eines seiner ersten Erlebnisse:

Das Engramm

Es war das Bild, das immer wieder in seinen Gedanken auftauchte, es war dieses erste und so ursprüngliche Erlebnis, das ihm wie eine Vision immer wieder in das Bewusstsein sprang. Wie ein Engramm, das sich tief in seinen Gedankenstrukturen eingegraben hatte. Je häufiger er daran dachte, umso öfter tauchte es auch wieder auf. Wie war es dorthin gekommen? In der Psychose quälte ihn immer wieder die Frage, warum gerade ihm all dies passierte. Warum musste er diese Erlebnisse durchmachen? Hatte sein Leben irgendeinen tieferen Sinn? Was war der Grund, weshalb er auf die Welt gekommen war? Es musste einen Sinn geben, er wusste es. Es konnte nicht umsonst gewesen sein.

Er war doch nach Madrid gegangen, damit the world gets rid of the Mad: Mad Rid, das hatte einen Sinn. Also musste sein Leben auch einen Sinn haben. Aber wie könnte er herausfinden, welcher Sinn hinter all diesem steckte? Es musste an den Erinnerungen liegen.

Er begann sich einzureden, dass er mit einem Auftrag auf die Welt gekommen war. Dieser Auftrag war ihm in Form eines Bildes, einer ersten Erinnerung mit auf den Weg gegeben worden. Er saß auf dem Rücksitz eines Autos und blickte aus dem Heckfenster. Auf der Ablage lag der Dalmatiner Bella, und dahinter sah er die Dorfkirche langsam verschwinden. Er drehte sich um und sah nun seine Eltern auf den Vordersitzen des Autos. Er drehte sich um! Also handelte es sich um einen Wendepunkt. Er musste die Botschaft dieses Bildes verstehen lernen, um seinen Auftrag zu erkennen. Als Erstes sah er den Hund. Der Hund, das war er, Ralf Köter. Von sich selbst hatte er keinen Eindruck. Es war, als ob er sich gar nicht im Auto befinden würde. Er bestand nur aus Augen, die sahen. Augen, die beobachteten. Es waren die Augen der Menschheit, die in diesem Engramm ihr Schicksal sah.

Die Kirche, die verschwand und im Hintergrund immer kleiner wurde, bedeutete: Die Menschheit wandte sich ab von der Kirche. Das Auto, das für ihn ganz klar den Fortschritt symbolisierte, entfernte sich immer weiter von den religiösen Wurzeln. Er löste sich von der Kirche und schaute nach vorn. Er schaute dorthin, wohin ihn der Fortschritt bringen würde, nach vorn, in die Zukunft. Die Menschheit wandte sich also von der Kirche ab und dem Fortschritt zu, und bei diesem Prozess spielte er, der Hund, eine wichtige Rolle. Dabei war es ausgerechnet ein Dalmatiner, also ein weißer Hund, der eigentlich das Gute symbolisiert. Aber als Dalmatiner hatte er natürlich eine Menge schwarzer Flecken, die das Böse oder die Sünden symbolisierten, die er begangen hatte.

Er wandte sich um zu den genetischen Ursprüngen, aus denen er kam. Weg von der Kirche, hin zur Evolutionsbiologie? Ja, so musste es sein. Und es war noch ein weiterer Aspekt in diesem Bild. Der Mensch erkannte, dass nun der Mensch selbst am Steuer sitzt und die Zivilisation in die Zukunft führt. Dass die Menschheit selbst für ihre Zukunft verantwortlich ist. Doch bedeutet dies, dass Gott nicht existiert? Nein. Gott hat dies so gewollt. Er hat den Hund geschickt, um diesen Wendepunkt einzuleiten. So wie Gott das Schicksal eines Einzelnen, ja sogar der Menschheit in einem einzigen Bild codieren kann, so kann er auch in einem einzigen Augenblick die Entwicklung der Welt vorherbestimmen. Aus einem initialen Funken, in dem schon alle Information enthalten ist, entwickelt sich durch die Evolution das Universum nach den Gesetzen, die er vorgesehen hat. Wenn man denkt, dass Gott unendlich mächtig ist, muss man auch die Möglichkeit berücksichtigen, dass in einem initialen Moment alles vorherbestimmt ist.

Dies beinhaltet auch verschiedene parallele Wirklichkeiten. Auch sie sind Teil seiner unendlichen Realität. Alles eingefangen in einem einzigen Bild. Alles eingefangen im Nichts. Die Rekursivität des Universums. Du bist der Spiegel. Du bist verrückt. Du siehst in der ganzen Welt nur dich selbst. Alles, was du siehst, hat Bezug zu dir. In ihrer extremen Form gibt es die Welt nur durch dich. Nur durch deine Wahrnehmung existiert die Welt. Deine Welt ist deine Wahrnehmung. Und die Welt existiert nur, indem du sie wahrnimmst. Du erkennst dich in der Welt wie in einem Spiegel, doch du erkennst, dass in dir die Welt sich selbst erkennt wie in einem Spiegel.

Auf diesen Schreck der Erkenntnis musste Ralf erst einmal einen »Schönen Spiegel«-Schnaps, einen Mirabellenschnaps, trinken.

In einem schrägen Amalgam aus Größe, Wahn und Größenwahn psychophilosophiert er so dahin. Durch teilweise gute Ansätze, vermischt mit blankem Unsinn, ergibt in der Psychose doch alles irgendwie einen Sinn. So setzt sich der innere Zerfall immer weiter fort.

Dieser innere Zerfall, der in den nächsten Jahren in Ralf stattfindet, ist zum Teil auch im Äußeren nur noch schwer zu verbergen. Die äußere Welt richtet sich an der inneren aus. So sah es lange Zeit in Ralf aus, und in seinem Leben türmten sich

Berge von Müll

Erschöpft und müde kam Ralf in seine Wohnung. Endlich war er wieder zu Hause. Der Arbeitstag hatte ihn völlig ausgelaugt. Er war leer. Es war ein Stemmen gegen die dünnen Mauern, welche ihn umgaben, um sie zu stützen und ihnen Halt zu geben. Dahinter vermutete er Berge, die unablässig mit der stoischen Kraft eines Dickhäuters dagegendrückten. Nicht stark, aber immer wieder. Und er musste kämpfen, er musste ein Lächeln auf seine Lippen zwingen, und noch eins. Alles paletti, alles in Ordnung, ich bin gut drauf, alles ist bestens. Er musste an Millers ›Tod eines Handlungsreisenden‹ denken. Tot, ja eigentlich war er das schon, eine leere Hülle, die durch den Alltag waberte, eine Pralinenschachtel mit noch einer Hand voll Mon Cheries vom letzten Jahr, die verklebt waren und eingefallen und auch schon etwas muffig schmeckten.

Doch nach außen musste alles glänzen. Bei seinen Kunden versprühte er allen Charme, den er noch hatte. Das Silberpapier des falschen Lächelns war der matte Glanz seiner tristen Existenz. Er fühlte sich, als würde er von seinem Konto ständig Abhebungen machen, aber nichts wurde mehr eingezahlt. Es war Ebbe. Was passiert bei Ebbe? Der ganze Müll, der auf den Grund des Meeres gesunken war und der immer so zuverlässig verdeckt und eingehüllt wurde von dem schönen, blauen, strahlenden und kraftvollen Meer, der kam jetzt bei Ebbe zu Tage. Bei ihm war es inzwischen tatsächlich Müll. Müll im Spiegel, unter dem Spiegel des Meeres, im Spiegel seiner Seele, in seiner Wohnung, als Spiegel seiner Seele.

Er schloss die Tür auf. Schon im Flur erwartete ihn ein Stapel alter Zeitungen, Ärztezeitungen, die er irgendwann einmal lesen wollte. Daneben ein Paar Schuhe. Aus dem Faxgerät waren einige Faxe gequollen und zu Boden gerauscht. Darüber thronte die Garderobe, an der ein paar alte, ungewaschene Hemden und ein Mantel hingen. Mit seinem rechten Fuß trat er den linken Schuh mit einem so kraftvollen Schwung vom Fuß, dass dieser nach einem doppelten Salto und einer halben Drehung mitten in einem sorgfältig aufgereihten Grüppchen leerer Bierdosen landete. Was soll's. Sicher sickerten jetzt ein paar Tropfen aus den Dosen in den Teppich, der sie begierig aufsog, um sie anschließend nach und nach wieder »freizugeben«. So, dass ständig dieser leckere Kneipengeruch aus abgestandenem Bier, Rauch und Zigarettenkippen in der Luft hing.

Er stellte die Tüte mit dem Nachschub neben den Aktenkoffer, den er mit einer gewissen Verachtung einfach hatte fallen lassen, und schritt mit der Pizzaschachtel, die er auf der linken Hand balancierte, weiter in die Küche. Er schob die leeren Brötchentüten und das Frühstücksbrett über den eingetrockneten Kaffeefleck und schaffte es, keine zusätzliche Spur auf dem Küchentisch zu hinterlassen. Nur ein paar Brotkrümel und Körner hatte er durcheinandergewirbelt. Der Pizzakarton thronte jetzt auf dem letzten freien Platz, den es in der Küche noch gab.

Nun musste er nur noch den neuesten Videofilm in sein Wohnzimmer bringen und sich umziehen, und schon konnte es ein perfekter Abend werden.

Das war seine Welt, hier war er im Augenblick zu Hause. In diesem Müll konnte er sein. Hier ging es ihm gut. Kein Verstellen, kein unnötiges Lächeln. Hier, in dieser kaputten Wohnung, konnte er auch so kaputt sein, wie seine Seele es war. Innenansichten einer alternden Pralinenschachtel: Die Hülle stirbt zuletzt.

Leider bleibt dieses Abdriften in die Messie-Welt auch für die im Außen nicht verborgen. Manchmal müssen andere dafür sorgen, dass es mit der Sauberkeit in dieser Welt noch weitergeht. Für die heißt es dann

Ausmisten

Peter bog mit seinem Auto von der Balduinstraße in die Trommlerstraße ein, in der Ralf wohnte. Er hatte Mühe, einen Parkplatz zu finden hier in der Nordstadt. Zwar war keine Fußgängerzone in der Nähe, aber trotzdem war es eine beliebte Einkaufszone für Einheimische. Er fand schließlich eine Parkmöglichkeit auf dem Bürgersteig, circa fünfzig Meter von Ralfs Haus entfernt. Ralf war in die Klinik eingewiesen worden, und es war nun an Peter, für ihn einige Sachen zu besorgen.

Gerne hatte Peter diese Aufgabe für seinen Kollegen übernommen. Ralf hatte ihm die Schlüssel gegeben. Er ging zum Haus und schloss auf. Im Hausflur begegnete ihm eine älterer Mann. »Guten Morgen!« – »Guten Morgen.« – »Sind Sie auf dem Weg zu Herrn Köters Wohnung?« – »Ja.« – »Einer muss sich doch auch mal darum kümmern, es riecht ja schon aus der Wohnung.« – »Es … was?« Peter war entsetzt. Worauf hatte er sich da eingelassen? »Es müffelt unangenehm, ist ja auch kein Wunder bei dem Müll in der Wohnung. Also ich geh da nicht rein.« – »Ich schau mal, was ich machen kann«, sagte Peter. Er ging die Treppe hoch zur Wohnung. Er war gespannt. Er schloss die Wohnungstür auf und ging hinein.

Was sich ihm darbot, entsetzte ihn. Er hatte es sich nicht so schlimm vorgestellt. Als Erstes überwältigte ihn der Gestank, eine Mischung aus kaltem Rauch, Asche und abgestandenem, altem Bier, in das sich noch eine besondere Duftnote mischte. Es roch wie gammelnde Lebensmittel. Peter stieg über die Faxe und Kleidungsstücke, die am Boden lagen, und marschierte in Ralfs Schlafzimmer, um erst mal ein Fenster zu öffnen. Es war fast nicht möglich, durch die Wohnung zu gehen, ohne etwas zu zerstören oder auf Kleidungsstücke zu treten. Er öffnete das Fenster und sog die frische Luft ein. Er sammelte Kraft, um sich die anderen Zimmer anzusehen.

Im Wohnzimmer erwartete ihn ein Heer von leeren Bierdosen, die wild durcheinandergewürfelt waren, und Weinflaschen zwischendrin. Ein überquellender Aschenbecher war umgeben von Brandlöchern. Mehrere Pizzaschachteln stapelten sich. Auf dem Schreibtisch mischten sich leere Zigarettenschachteln mit allerlei Dokumenten. Bei genauerem Hinsehen entdeckte er, dass überall auf den Zigarettenschachteln Notizen gekritzelt waren, oft Telefonnummern. Wie sollte er da nur Ordnung reinbringen?

Er ging in die Küche, wo ihn ein komplett vollgepfropfter Küchentisch empfing. Zwischen all den Tassen lagen leere Brötchentüten, alte Zeitungen und Brotkrümel. Schließlich ging er ins Badezimmer. Als er die Tür öffnete, schlug ihm ein beißender Geruch entgegen, der offensichtlich von einer nicht abgezogenen Toilette stammte.

Peter beschloss, dafür zu sorgen, dass gründlich aufgeräumt wurde. Er ging ins Wohnzimmer. Dort setzte er sich auf den einzigen freien Sessel und schnappte sich die Gelben Seiten, die er in dem Chaos auf dem Schreibtisch ausmachen konnte. Was er jetzt brauchte, war professionelle Hilfe. Er fand einen Putz- und Aufräumdienst und bestellte jemand für den nächsten Tag. Er öffnete alle Fenster und begann, ein paar Sachen für Ralf zusammenzupacken. Mit einer Tasche und einigen sauberen Klamotten verließ er die Wohnung in Richtung Klinik.

Zum Glück gab es immer wieder Freunde und Kollegen, die ihm über die schlimmste Zeit hinweghalfen. Doch die vielen Episoden zerrten an seinen Nerven, und wären da nicht zwischendurch auch mal Hochphasen gewesen, wäre er die ganze Zeit vor allem eines gewesen:

Müde, erschöpft und desillusioniert

Müde, erschöpft und desillusioniert saß er vor dem Computer und versuchte ein paar Zeilen zu Papier zu bringen. Und plötzlich war alles ganz anders. In ihm erwachte ein Leben. Vor seinem inneren Auge erschienen immer neue Bilder. Er kannte das, das passierte ihm ja oft, aber dieses Mal waren die Bilder anders, es waren schöne Bilder. Vor seinen Augen öffnete sich eine Landschaft, die im frischesten Grün erblühte. Die Luft war erfüllt von melodischen Klängen des lebhaften Vogelgezwitschers. Ein Duft von feuchtem Laub hing in der Luft wie frisch beatmeter Rotwein. Das Sonnenlicht strich sanft durch das Geäst der Bäume und schmeichelte ihnen. Beschwingt und fröhlich saugte er die Luft ein, die seine Lungen erfrischte. Seine Seele ging mit ihm spazieren in dieser fröhlichen Welt und erholte sich von den unangenehmen Bildern, die ihn sonst so oft quälten. Noch einmal saugte er diese angenehm frische Luft ein und ließ sich leicht nach vorne fallen.

In Gedanken setzte er sich in Bewegung. Ein Schritt vor den anderen und mit jedem wurde sein Schwung leichter. Er schwebte geradezu über dem Boden, und das Gefühl schien ihm Flügel zu verleihen. Er hob seine Arme wie zum Fluge an und bewegte langsam und gemächlich seine Schwingen. Er spürte förmlich, wie sich die Luft unter seinen Armen staute und ihn mit jedem Schritt ein winziges Stück mehr in die Lüfte riss. Er flog, nein, er schwamm in einem Meer aus Glückshormonen. Bis jetzt hatte er gedacht, nur ein Gefühl, nur eins im weiten Universum könne so etwas erzeugen, nur die Liebe verleihe einem solche Flügel.

Was mit interessanten Assoziationen beginnt, die einem manches Wortspiel auf die Lippen treiben, verwirrt schon bald die Sinne. Auch wenn im Innersten die Welt so klar und logisch scheint, so geht im Äußeren alsbald der Sinn gänzlich verloren. Manchmal ist der Geist so verwirrt, dass die Grenzen zwischen dem Normalen und der Fantasiewelt einfach zerfließen. Und der Rückfall ist ein ständiger Begleiter. Der einzige Ausweg sind dann die Medikamente, die man regelmäßig einnehmen muss. Ralf hasst die Medikamente, er will sie nicht nehmen, aber wenn er sie nicht nimmt, kommt es zum

Relapse

Wieder hatten ihn die Geister erreicht. Wieder hatten die dunklen Mächte ihre Fühler ausgestreckt. Krallenbewehrte Tentakel streckten sich nach ihm aus. Sie bohrten sich heimlich an einer unbeobachteten Stelle in sein Hirn, um dann die Krallen auszufahren und durch seine Erinnerungen zu furchen. Die von diesem fremdartigen Grauen aufgeschreckten Personen und Ereignisse seines Lebens stoben davon, auf der Flucht vor den überdimensionalen Krallen, die tiefe Spalten und Löcher in das Pflaster rissen, in dem sie versanken, wenn sie unartig waren.

Dasich war der große Held in dieser Welt, und er stemmte sich gegen die Krallen, um sie abzuwehren. Hin und wieder fand er ein paar Erinnerungen, nette Gedanken, wohlige Gefühle und Freunde aus vergangenen Tagen, die sich an seine Seite stellten. Dieses tapfere Häuflein warf sich todesmutig den dunklen Gedanken entgegen. Ein Neuron nach dem anderen wurde von ihren messerscharfen Krallen aufgeritzt, um langsam den Lebenssaft ausfließen zu lassen. Hurtig stürmten die wilden Horden der blutigen Assoziationen heran und füllten die Neurone mit ihrem zähen Saft aus. Als Tribut mussten sie ihnen jedoch ein paar Namen von Nerven nennen, die direkt mit ihnen in Verbindung standen. Diese wurden sogleich durchgegeben an die Steuermänner hinter den Krallen, und sie richteten ihre spitzen Zerstörungswerkzeuge auf die tapferen Zellen, die noch nicht wussten, was ihnen blühte.

Krieg, Tod, Verdammnis, Höllenqualen, Mord, Kastration, Kannibalismus, wilde, ausdruckslose Gesichter mit ihren Schlachterbeilen und dem dumpfen Brummen ihres von Schlechtigkeit zerfressenen Schallorgans. Sie wälzten sich durch die Täler der unschuldigen Gedanken und machten eine Verknüpfung nach der anderen. Wer sich wehrte, wurde umgedreht. So, dass nur noch wenig übrig blieb.

Dasich, zusammen mit den wenigen Tapferen, wusste kaum noch einen Ausweg. Mittlerweile hatten sie ihren Kampf fast aufgegeben. Sie konnten hier nicht mehr viel ausrichten – dies war mittlerweile das Terrain des Gegners. Jetzt suchten sie den Tunnel, den Tunnel nach draußen, den Ausweg, den Weg nach draußen, nach Realis, der alten Welt. Wie konnten sie dorthin gelangen? Es half nichts, zunächst mussten die Gefährten die

Flucht antreten. Sie zogen sich zurück, sie waren auf dem Weg. Immer weiter, immer weiter, bloß weg von hier. Dasich wusste, wenn er den Weg finden würde, bestand die Möglichkeit, von außen Hilfe zu holen. Aber wie?

Einst hatte es sehr viele schöne Verbindungen nach außen gegeben. Man konnte auf breiten, gut ausgebauten Straßen nach draußen fahren, dort mit kleinen Repräsentanten der Außenwelt in Kontakt treten und sie mitnehmen. Meist waren es gute Kontakte gewesen, und Dasich hatte so manchen tapferen Kämpfer mitgenommen. Nun war er sich nicht mehr so sicher. Einst, an den Tagen der leuchtenden Feuer, der Ströme von Ideen, die das ganze Reich hier drinnen überfluteten, war alles noch ganz anders gewesen. Aber Dasich hatte sich in der Außenwelt immer weiter gesteigert und immer mehr, immer schneller und immer lockerer die Kontakte geknüpft.

An den Tagen der Ideen war er besonders stark. Sie kamen in Reih und Glied hintereinander, in Quadraten und Kreisen und in wilden chaotischen Haufen strömten sie herein. Sie unterhielten sich und machten Lärm, sie waren lustig und brachten Dasich zum Lachen. Es wurde viel gelacht, ein Witz jagte den anderen. Man konnte sich über alles amüsieren. Jeder der neuen Gesellen brachte seine eigenen Erfahrungen mit, alle hatten etwas zu erzählen: Hier war es so gewesen, dort hatte man das erlebt.

Zunächst waren die alten Gefährten etwas skeptisch gewesen. Man wollte mit den Neuen nicht so recht in Kontakt treten. Es waren einfach zu viele. Sie überschwemmten die Stadt, und die Zugbrücke zum Schloss wurde gar nicht mehr hochgezogen. Schnell verstreuten die Neuen sich in alle Winde. Sie hielten hüben ein Schwätzchen und brachten drüben jemanden in Aktion. Und je näher die Tage des Leuchtens kamen, desto aktiver wurden sie, und sie bekamen immer wieder Verstärkung. Und sie sprachen sich ab, und sie stimmten ein Lied an, an dem sich Dasich sehr erfreute. Dann entzündeten sie ein großes Feuerwerk, und weil Dasich so begeistert war, vergaß er ganz seine alten Gefährten. Und weil er zu beschäftigt war mit den Neuen, die ihr Unwesen überall auf seinem Gelände trieben, hatte er allmählich keine Kontrolle mehr, was in seinem Reich geschah. Also ließ er sich treiben im Strom der Ideen.

Eines Tages bekam Dasich Besuch von Dasselbst, dem alten, emeritierten Herrscher, der seine Geschäfte schon vor sehr langer Zeit an Dasich abgegeben hatte. Dasselbst war sehr aufgeregt. Er warnte Dasich davor, dass viel zu viele Leute einströmten und dass das Reich damit nicht klarkommen könne, und er redete so lange auf Dasich ein, bis dieser seine ganzen Mannen zusammenrief und dafür sorgte, dass die Zugbrücken hochgezogen und alle Eingänge, so schnell es ging, zugemacht wurden.

Aber es war zu spät. Dasichs Reich hatte sich praktisch schon aufgelöst. Der Zerfall drohte. Einige der Nachbarn bemerkten, was in Dasichs Reich vor sich ging, und eilten zu Hilfe. Sie wandten sich schnell an die Fürsten von Losärztos. Diese brachten sofort große Mengen des Heeres von Medik Amentos in das Reich, wo sich nun die kämpfenden Dopaminatoren breitmachten und die tumultartigen Aufstände niederschlugen. Nun wusste Dasich wieder, wie er seinem Reich helfen konnte. Er musste den Tunnel nach Losärztos finden und sich die Dopaminatoren wieder ins Reich holen. Das würde helfen –

Von den inneren Kämpfen schwer erschöpft, gelang es Ralf, den Schrank zu öffnen und die Schachtel Zyprexa herauszuholen. Zur Sicherheit nahm er sofort zwei Tabletten statt einer. Eine weitere Tavor machte ihn ganz benommen, und aufgrund der sedativen Wirkung sank er innerhalb von zwanzig Minuten in sein Bett.

Manchmal ist das Medikament die letzte Rettung und verspricht einigermaßen schnell Hilfe gegen die düsteren Gedan-

ken. Manchmal ist es aber auch ein Fluch, vor allem wenn es um die Nebenwirkungen geht. Die beliebtesten Nebenwirkungen sind die

EPS (Extra-Pyramidale Störungen)

Es war nun schon einige Stunden her, dass er hierher gekommen war. Es war wieder so weit gewesen. Er hatte wieder die Vorstellung gehabt, dass er von allen verfolgt würde, dass man ihm etwas antun wolle. Das Gefühl, fremdbestimmt zu werden, war schrecklich. Er hatte keine Möglichkeit, dem entgegenzutreten. Irgendwann hatte er sich gesagt, so gehe es nicht weiter, und er hatte seine Reisetasche gepackt und war mit dem Taxi vor das Krankenhaus gefahren. Dort war er hineingegangen und hatte sich selbst eingewiesen.

Das war nun ein paar Stunden her. Seitdem hatte eine nette junge Ärztin mit ihm gesprochen und ihm versichert, dass er hier in besten Händen sei. Darauf wollte er sich gerne verlassen, und er streckte sich auf dem Bett, das man ihm zugewiesen hatte, aus.

Das Gefühl, dass er gelähmt werden sollte, war noch nicht ganz weg, aber es hatte sich etwas verändert. Plötzlich verspürte er ein Ziehen im Rücken. Es war, als würde man eine Katze hinten am Fell greifen und hochheben. Seine Haut wurde ihm hinten zusammengezogen, und er musste sich, ob er wollte oder nicht, krümmen. Auch seine Hände wurden nach hinten gezogen. Er war bewegungsunfähig. Es war ein kurzes, krampfartiges Ziehen, das immer wieder von kurzen Phasen der Erholung unterbrochen wurde.

Als eine solche Unterbrechungsphase einmal etwas länger dauerte, stand er auf, ging, so schnell er konnte, zum Schwesternzimmer und bat dort um Hilfe, er habe krampfartige Verkrümmungen des Rückens. Man sagte ihm, er solle sich auf den Stuhl vor dem Schwesternzimmer setzen. Dort blieb er zunächst allein. Die krampfartigen Veränderungen in seiner Muskulatur fingen sofort wieder an. Schnell gab er dem Begehren der EPS nach. Sein Rücken verbog sich wie ein Flitzebogen, der gespannt wird. Genauso gespannt war er, ob und was seine Ärzte und Schwestern jetzt tun würden. Doch für eine Weile passierte erst mal nichts. Er krümmte sich so stark, dass er nicht mehr sitzen konnte. Sein Mund wurde auseinandergerissen wie zu einem Schrei, obwohl er kein Wort herausbrachte. So wie in Munchs gleichnamigem Bild war es ein stummer, unhörbarer Schrei nach Hilfe. Er konnte sich gar nicht mehr aufrecht halten. Er krümmte sich mittlerweile auf dem Boden.

Durch Zufall kam ein Pfleger auf dem Flur vorbei. Offensichtlich hatte er die Ärztin gerufen. Nach unendlich langen weiteren zehn Minuten kam sie, und man gab ihm mittels einer intramuskulären Spritze Akineton. Jetzt war erst einmal die schlimmste Symptomatik gelindert. Ralf konnte wieder zurück in sein Bett gehen. Er hatte noch ein paar Mal diese Krämpfe, aber es war nicht mehr so schlimm.

Weil Ralf die Nebenwirkungen der Medikamente hasst und sie deswegen nicht nehmen will, stellt er seinen Ärzten gegenüber seinen Zustand oft als besser dar, als er wirklich ist. Dadurch hofft er, die Medikamente umgehen und die Klinik früher wieder verlassen zu können. Solches Verhalten zeigt er dann oft in der

Visite

Dr. Wagner saß hinter seinem Schreibtisch und beäugte Ralf. Seine Hände lagen gefaltet vor seinem Bauch. Er wirkte äußerlich ruhig. Die Stirn war gerunzelt, er schaute skeptisch. »Wie ist unser Befinden heute?« – »Gut«, war Ralfs ganze, kurze Antwort. »Haben Sie noch psychotische Gedanken?« – »Wie meinen Sie das?« – »Glauben Sie immer noch, dass Sie verfolgt werden? Oder haben Sie Gedanken, dass jemand Ihre innersten Gedanken und Gefühle kennt, dass sich Ihre Gedanken im Raum ausbreiten?« – »Nein, so was denke ich nicht.« – »Denken Sie, dass jemand Ihre Sachen durchsucht oder dass Sie mit Kameras beobachtet werden?« – »Nein, das ist eine ganz normale psychiatrische Anstalt hier.« – »Hören Sie Stimmen?« – »Auch das nicht.« – »Gut. Spüren Sie immer noch diese innere Unruhe?« – »Ja, ich bin nervös und muss den ganzen Tag hin und her laufen. Ich glaube, das kommt von den Medikamenten.« – »Das sind Symptome der Krankheit. Das ist in dieser Phase der Krankheit ganz normal. Haben Sie noch Extrapyramidale Symptome, EPS?« – »Ja, Doktor, ich hab immer diese Muskelverkrampfungen, dann muss ich mich am ganzen Körper krümmen. Dann kann ich weder stehen noch sitzen, sondern verkrampfe mich am Boden.« – »Gut, dann bekommen Sie weiter Akineton in der bisherigen Dosierung und zusätzlich eine Bedarfsmedikation Akineton.« – »Doktor, kann ich Ausgang bekommen?« – »Das ist noch etwas früh. Wir können Ihnen ja Ausgang eins zu eins mit Pfleger in den Innenhof gewähren.« – »Danke.« – »O.k., bis morgen.«

Ralf ging aus dem Zimmer. Erleichtert entfernte er sich und ging die Treppe hinunter in den ersten Stock der Station. Endlich konnte er wieder frei und unbeschwert denken. Nun würde ihn keiner mehr gedanklich belauschen. Er ging auf sein Zimmer. Dort öffnete er den Schrank und ging an sein Schließfach. Er hielt die Hand vor das Zahlenschloss, so, dass die angebrachten Kameras seine Kombination nicht sehen konnten. Dann legte er Geldbörse, Palm und Handy in das Schließfach zurück. Er hatte die Sachen dabeigehabt, damit keiner sein Schließfach kontrollieren konnte, während er beim Arzt war.

Es hatte geklappt, er hatte die erste Stufe des Ausgangs bekommen. Wenn er sich weiter so kooperativ verhalten würde, könnte er in einigen Tagen vielleicht auch alleine rausgehen. Er legte sich auf sein Bett und schloss die Augen.

So und auf ähnliche Art kann Ralf den Ärzten immer wieder etwas vormachen, um möglichst schnell rauszukommen aus der Psychiatrie. Doch sich selber kann er auf Dauer nichts vormachen. Und auch den Stimmen kann er nicht entrinnen. Immer wieder kommt es zu seltsamen Episoden und Rückfällen. Manchmal ist es einfach nicht mehr zu ertragen. In seinem Leben sind diese ständigen Episoden wie tiefe

Einschnitte

Ralf ahnte noch nicht, dass die nächsten Tage zu Höhepunkten seiner neuen Karriere werden würden. Es würde ihn schlimmer erwischen, als er es gewohnt war. Es hatte schon bei der Arbeit begonnen. Sie war heute schrecklich gewesen. Er war bei fünf verschiedenen Arztpraxen vorstellig geworden, um das tolle neue Produkt seiner Firma anzubieten, doch bei zwei war er völlig abgeblitzt, und die Besuche bei den anderen waren auch nicht gerade erfreulich verlaufen. Also war er froh, als er kurz vor vier wieder zu Hause war. Ihn erwarteten noch der Besuchsbericht, den er für die Woche schreiben musste, sowie die zu beantwortenden Faxe und Anrufe auf dem Anrufbeantworter. Gegen sechs konnte er endlich das Wochenende genießen.

Er hatte noch ein paar Dosen Bier und einige Flaschen Wein. Alles, was er jetzt noch brauchte, waren eine Pizza, Zigaretten und ein Video. Er wollte seine übliche Tour machen, sich den Stoff holen, aus dem jetzt seine Freizeit bestand. Doch diesmal war es anders. Den ganzen Tag schon hatte er wieder die Gedanken gehabt. Bei allem, was passiert war, hatte er immer die Zeichen der Verfolgung gesehen, bei jedem Gesprächsfetzen war ihm klar gewesen, dass man eigentlich über ihn sprach. In dem Zusammenhang machte er sich etwas Sorgen, ob er es zu Fuß wieder nach Hause schaffen würde oder ob sie ihn bei »Pizza fix« erschlagen würden.

Er hatte viel dazugelernt. Früher hatte er nicht begriffen, warum die Leute in seiner Nähe immer so komisch waren. Mittlerweile war es ihm klar. Sie wussten alles. Sie konnten seine Gedanken lesen, es war aus. Er würde abgeschlachtet werden, irgendeiner würde die Bombe schmeißen, die Welt würde implodieren. Es waren die Aliens, es konnte nur so sein. Sie hatten alles so geplant und ihn als Virus in die Welt gesetzt, um diese zu zerstören und anschließend zu besiedeln. Die Aliens also. Endlich kam er hinter den großen Plan.

Er begann allmählich die Psychologie dieser Aliens zu verstehen. Es passte alles zusammen. Darum hatte er auch die rote Station gesehen, damals, als sie das erste Mal die Gedankenlesemaschine angeworfen hatten, um ihn auszusaugen. Eine riesengroße Station, so wie bei den Borg (ein Volk von Maschinenwesen aus der Serie ›Star Trek‹). Er musste ihnen ein Schnippchen schlagen, er musste etwas unternehmen. Er konnte nicht zulassen, dass sie diese Welt zerstörten. Nein, nicht mit ihm.

»IHRE PIZZA IST FERTIG.« Ralf erschrak. »Jaaa, danke.« Er bezahlte, nahm die Pizza und ging aus der Tür. Ob die auch dazugehörten? Bestimmt hatten die so sauer reagiert, weil er ihnen auf die Schliche gekommen war. »Kaufen Sie den Alien-Mix bei Pizza fix.« Ach egal, er hatte eh keine Chance mehr. Er ging nach Hause und versuchte sich auf das Wesentliche zu konzentrieren, den Film, die Zigaretten und das Bier. Ja, er wusste, dass er keinen Alkohol zusammen mit den Medikamenten nehmen sollte. Jaa! Jaaa! Tat er ja auch nicht! Er nahm schon seit Tagen keine Medikamente mehr. Er wollte versuchen, nur bei Bedarf welche zu nehmen. Genau genommen wäre jetzt wohl schon Bedarf. Vielleicht würde ihm das ja auch helfen, endlich wieder zu schlafen. Er schlief schon seit mehreren Tagen nicht mehr. Er stand mehrmals in der Nacht auf, um vom Schlaf- ins Wohnzimmer zu gehen und erst mal ein paar Zigaretten zu rauchen. Das half nicht wirklich, aber es war eine gute Ablenkung. Er fragte sich, ob er heute Nacht würde schlafen können.

Mittlerweile war er zu Hause angekommen und schloss die Eingangstür auf. Alles war wie immer, die typischen gelben Fliesen aus den Fünfzigern im Treppenhaus. Schon seltsam, diese Ecke hier, eine kleine Gasse in der großen Stadt. Irgendwie musste er jetzt denken: »Von der Gasse in die Gosse, die Rasse, die ich so hasse!« Halt, das waren wieder die Aliens, sie hatten ihn fest im Griff.

Er hatte sich bis in den zweiten Stock hochgekämpft und ging in seine Wohnung. Es sah aus wie immer in der letzten Zeit. Stapel von alten Zeitungen im Flur, Bierdosen im Wohnzimmer, dreckige Klamotten auf dem Boden im Schlafzimmer verstreut. Ein Gefühl der Erleichterung überkam ihn. Er hatte es bis nach Hause geschafft, diesmal hatten sie ihn nicht erwischt. Er freute sich auf den Abend, die leckere Pizza, das kühle Bier und den Film. Schon kurze Zeit später saß er in seinem Sessel, und die Flimmerkiste lief. Es war ein guter Film, und er brauchte sich kaum eigene Gedanken zu machen, konnte sich einfach berieseln lassen. Nach der fünften Dose Bier war der Film zu Ende. Er schaute noch ein bisschen länger in die Glotze und ließ sich unterhalten. Dabei leerte er noch eine weitere Dose Bier und rauchte noch zwei Zigaretten. Dann zog er sich aus und kletterte ins Bett. Diesmal schlief er gleich ein. Es war gerade mal dreiviertel zehn. Ralf waren ein paar Stunden der Ruhe gegönnt …

Etwas lief, es lief und lief. Was war es? Es rannte vor etwas weg. Da war noch ein Schatten. Es war Ralf. Er lief, so schnell er konnte, und hinter ihm eine finstere Gestalt. Er hatte Angst. Da: ein großes Messer in der Hand des Verfolgers. Dieser hob die Hand. Er kam näher. Ich träume nur, dachte Ralf. Aber die Gestalten liefen weiter. Sie waren geradewegs aus seinem Traum herausgelaufen. Ralf hatte Angst. Jetzt hatte die Gestalt ihn fast erreicht. Er sprang auf. Die Bilder verschwanden nicht. Er ging ins Wohnzimmer. Gleich hatte er ihn. Er schaltete den Fernseher an. Er bekam gar nicht mit, was da gezeigt wurde. Er zog eine Zigarette aus der Schachtel und zündete sie an. Die Gestalten liefen jetzt durchs Fernsehbild. Zum Glück wurden sie in ihren Konturen jetzt etwas schwächer. Es schien, als liefen sie in den Fernseher hinein. Er wechselte das Programm, er dachte, vielleicht bleiben sie im Ersten. Sie waren aber auch im Zweiten und in RTL, irgendwann, als er bei VOX ankam, schienen sie weg zu sein. Für den Moment war er erleichtert.

Er sprang auf, die Zigarette noch in der Hand ging er im Zimmer auf und ab. Es war zwei Uhr morgens. Er würde nicht mehr schlafen können, das war ihm schon jetzt klar. Aber er könnte es noch einmal versuchen – mit einem Schlafmittel. Er ging in die Küche. Unterwegs fiel ihm die Asche zu Boden. Das war egal. Auf dem Küchentisch fand er zwischen einigen leeren Brottüten, was er gesucht hatte: den Korkenzieher. Er nahm noch ein schmutziges Weinglas von der Spüle, wusch es schnell ab und ging zurück ins Wohnzimmer. Die Flasche Wein war schnell geöffnet und der erste Schluck getrunken.

Die Gedanken waren wieder gefährlich nahe. Er wusste immerhin so viel, dass er jetzt nicht mehr fernsehen sollte. Das wären zu viele Informationen gewesen. Auch Musik würde er nicht hören können. Er wartete. In seinem Geist war Ruhe, keine Stimmen. Die Ruhe währte zumindest acht Minuten, denn die Zigarette, die er angezündet hatte, war schon wieder aus, als die ersten, vertrauten Gedanken wiederkamen. »Sie kriegen dich.« – »Sie werden dich finden.« – »Du kannst nicht entkommen.« – »Du wirst kastriert.« – »Du wirst abgeschlachtet.« Er sprang auf, ging im Zimmer auf und ab, hoffte, sie irgendwie abschütteln zu können. Was, wenn das alles einen tieferen Sinn hat? Es muss doch einen Grund geben, sie können mich doch nicht grundlos verfolgen. Ich bin ein Spielstein auf einem Feld in einem großen Spiel, und ich weiß nichts davon. Keiner sagt mir etwas. »Warum sagt mir denn keiner was?!« Scheiße! Er durfte nicht mitten in der Nacht schreien, er wollte seine Nachbarn doch nicht wecken. Er musste raus hier. Er hatte kaum noch Zigaretten, er müsste welche holen.

Doch vielleicht würden sie da draußen auf ihn warten. Vielleicht würde dann schon eine Masse zusammenlaufen, und vielleicht würden sie es gleich vor seiner Haustür zu Ende bringen. Ihn kastrieren und abschlachten. Vor allem musste er durch den düsteren Park zur Tankstelle. Würde man ihm dort auflauern? Er hatte Angst, aber auch keine Zigaretten mehr. Mit einem Anflug von Galgenhumor dachte er: Ich sterbe meilenweit für eine Pimmel Filter.

Ralf zog sich an, schnappte sein Geld und machte sich auf zur nächsten Tankstelle. Die Gedanken waren nicht etwa weg. Nein, sie liefen munter weiter. Er versuchte sie zu ignorieren. Er ging schnell die Treppen hinunter und machte vorsichtig die Haustür auf. Keine Leute, die dunkle Gasse schien leer zu sein. Er huschte fix durch den Eingang und ging schnellen Schrittes Richtung Balduinstraße. Die war normalerweise etwas belebter, aber um drei Uhr morgens natürlich nicht mehr.

Er war geschwind über die hell erleuchtete Brücke geeilt und bog auf der anderen Seite in den Park. Hier war es richtig dunkel. Von der hellen Brücke kommend, sah man seine eigene Hand nicht vor den Augen. Was, wenn jetzt einer aus dem Gebüsch springen und ihn bedrohen würde? Sein Geld könnte er gerne haben, wenn er ihm ein paar Zigaretten ließe.

Vor dieser Situation hatte Ralf überhaupt keine Angst. Was hatte er schon zu verlieren? Die Alternative war, von einem einzelnen Dieb mit dem Messer im Park bedroht oder von einer dumpfen Masse auf offener Straße abgeschlachtet zu werden. Er freute sich auf die Begegnung mit dem Dieb.

Ihm fiel plötzlich dieser Film ein, bei dem einer über Jahre in Einzelhaft ist und, als er wieder rauskommt, den, der ihn da reingebracht hat, in der Gefängniskantine mit einem Löffel umbringt (weil Messer natürlich verboten sind). Ja, er schätzte, so ähnlich würde es dem Dieb ergehen. Seine ganze aufgestaute Wut von vier Jahren Verfolgung und Isolation würde mitten im Gesicht des nächtlichen Angreifers explodieren. Denn schließlich, wer war hier der Verrückte?

Mit diesen Überlegungen war er schon durch den Park durch und schritt auf die beleuchtete Tankstelle zu. Der Gefängniswärter schaute etwas mürrisch, als er Ralf die Stange Zigaretten und die Bierdosen überreichte, aber Ralf ließ es ihm durchgehen. Er ging wieder zurück, zurück zu seinem Rendezvous mit dem verlorenen Dieb. Er musste lächeln, der Park war bei Nacht sehr schön. Aber man sollte wirklich mal Laternen hier anbringen.

Fröhlich und triumphierend ging er nach Hause. Doch kaum hatte er die Balduinstraße verlassen, da spürte er schon wieder dieses aggressive Lauern der Massen. Er fühlte es. Er hätte nicht mal mehr einen Löffel für den nächtlichen Angreifer gebraucht, so sehr schwelte die Wut in ihm. Genauso ging es den Massen, sie brannten darauf, ihn endlich abzuschlachten. Vielleicht konnte er sich noch ein paar Tage zwischen seinen Nachbarn verstecken, aber lange ging das nicht mehr gut, das wusste er.

Endlich wieder zu Hause, schlich er die Treppe hoch und war bald wieder in seinem Reich. Die Gedanken hörten nicht auf. Aber nach ein paar Dosen Bier schlief er um fünf auf dem Sessel ein. Die letzte Zigarette war ihm aus der Hand gefallen und hatte ein weiteres Loch in den Teppich gebrannt. Es war halb sechs, als er ins Bett wechselte. Es war acht Uhr, als die Gedanken ihn wieder weckten. Ein neuer Tag begann. Der Freitag war tot, es lebe der Samstag.

»Sie werden dich kriegen.« – »Sie finden dich.« – »Sie werden dir deine Geschlechtsteile abschneiden.« – »Sie werden dich abschlachten.«– »Du wirst die Welt in Brand setzen.« – »Du bist schuld.« Die Stimmen wurden immer eindringlicher. Ralf fragte sich, ob sie mal aufhören oder ob die Psychose noch schlimmer werden würde. Mittlerweile wurden die Stimmen nur noch von wilden Assoziationskaskaden abgelöst.

Ralf begann einen Sinn in umgedrehten Wörtern zu suchen. Dazu benutzte er am liebsten englische Wörter wie spirit = ti rips. Das bedeutet, wenn man die Rippen zusammenbindet, entsteht ein neuer Geist. Vielleicht hätte ihm dieses Wortspiel geholfen: no med = demon, keine Medikamente nehmen, und schon kommen die Dämonen. Mit solchen Wortspielen verbrachte er den Tag, nur unterbrochen von den Stimmen, die immer stärker wurden. Er rannte unaufhörlich in der Wohnung auf und ab. Und er sinnierte wieder über sein Lieblingswortspiel GOD = DOG nach. Die Zeit verging, und die Stimmen traten in den Hintergrund, wenn er sich mit Wortspielen beschäftigte.

»Sie werden dich kriegen.« – »Sie finden dich.« – »Sie werden dir deine Geschlechtsteile abschneiden.« – »Sie werden dich abschlachten.«– »Du wirst die Welt in Brand setzen.« – »Du bist schuld.« Er war ernüchtert, was sollte er machen? Er konnte nicht mehr aus dem Haus gehen, wahrscheinlich waren sie schon unten und warteten vor der Tür. Sie würden ihn in Stücke reißen. Er konnte nicht zulassen, dass sie aus ihm einen Märtyrer machten.

Was sollte er tun? Er steckte sich noch eine Zigarette an und machte sich noch einen Kaffee, den siebten Kaffee, die dreißigste Zigarette, es war mittlerweile früher Nachmittag. Es gab keinen Ausweg mehr. Er wollte versuchen zu schlafen. Er legte sich ins Bett. Doch es ging nicht. Ihm kamen ein paar Tränen. Er stand wieder auf und zündete sich eine Zigarette an.

Plötzlich war seine Wahrnehmung so anders, plötzlich waren ferne Dinge so nah. Er sah auf einmal die Muster in der Tapete, als wäre er mit dem Auge direkt davor. Dies kannte er, dies machte ihm Angst. Er wusste irgendwo ganz tief im Innern, dass die nächste Stufe auf dem Weg in die Psychose erreicht war. Es war, als wenn man sich ganz fest auf etwas konzentriert, etwa auf einen Buchstaben in einem Titel, und nur auf diesen fokussiert. So nahm er alles wahr. Es war, als ob die Information wie ein Mensch den persönlichen Schutzkreis von Ralf durchbrochen hätte. Jetzt war er ein einzig Getriebener von dem, was ihm ins Auge sprang. Er konnte nicht mehr anders, alles, was er sah, die Buchtitel, die Muster auf Tapete und Teppich, alles sprang ihn an. Alle unwichtigen Details waren direkt vor seinem Auge, Gedanken und Wahrnehmungen waren nur noch Getriebene des Wahns.

Auch seine Assoziationen waren nicht frei, er musste alles in sein Leben einbauen, was ihm ins Auge sprang. Rauchen gefährdet Ihre Gesundheit: Ich bin also gefährdet, sie wollen mich abschlachten. Eine Zitrone vor den Augen: Die Wahrheit ist bitter, und Tränen werden fließen. Eine Zwiebel auf dem Tisch: Die Wahrheit ist eine Zwiebel, sie hat mehrere Schalen, wir sind auf der äußersten, und ich stoße jetzt auf eine innere vor. Ein Buch, die Bibel, war er bi? Musste er bellen? Der Schrank, Zyprexa, das Land war geteilt, wie Zypern, wegen Rex, dem Hund, ihm, A. Wasser, Was, er?

Ein paar Stunden später fand er sich apathisch im Bett liegend wieder, er wusste nicht mehr, wie er dahin gekommen war, er wusste auch nicht, ob die Tablette gewirkt hatte oder ob es einfach so etwas besser geworden war. Auf jeden Fall hatte er einen Moment Ruhe.

Dies musste endlich ein Ende haben. Es war endgültig aus, die ganze Welt hasste ihn, alle wollten ihn fertigmachen. Alle waren hinter ihm her. Er musste dem endlich einen Riegel vorschieben. Hier und heute würde er dem Ganzen ein Ende bereiten. Er stand auf und ging zum Schrank. Schlaftabletten, wo seid ihr? Er fand sie, doch dann erinnerte er sich, dass er es schon einmal damit probiert und es nicht funktioniert hatte. So ging es also nicht. Was konnte er tun, welche Möglichkeiten gab es? Der Föhn, die Wanne, das war es, oder die Pulsadern?

So schnell seine Gedanken auch waren, so langsam war mittlerweile sein Körper. Irgendwie war es vier Uhr morgens an einem Sonntag. Er fühlte sich leer, die letzte Mahlzeit lag jetzt dreiunddreißig Stunden zurück, seitdem hatte er nur noch Wein, Bier und in den letzten zwanzig Stunden nur noch Kaffee und Zigaretten konsumiert. Er schleppte sich förmlich durch die Wohnung, wie auf dem Weg des Sünders, er konnte praktisch das Kreuz auf seinen Schultern spüren. Er ging zu seiner Hinrichtung. Und er musste sie auch noch selbst durchführen.

Carpe diem, nutze den Tag, denn es wird dein letzter sein. Es sollte also an einem Sonntag geschehen. Na ja, so hatte er es in einem früheren Wahn vorausgesehen, nach dem Sonntag wird es einen neuen Montag geben. Wie eigentlich jede Woche, und der Montag wird scheiße sein, wie jeder Montag, aber nicht für ihn, er würde nicht mehr dabei sein. »Sie werden dich kriegen.« – »Sie finden dich.« – »Sie werden dir deine Geschlechtsteile abschneiden.« – »Sie werden dich abschlachten.« – »Du wirst die Welt in Brand setzen.« – »Du bist schuld.« Sie waren immer noch da, die Stimmen. Schon deswegen musste er es machen, um die Stimmen loszuwerden, um seiner Hinrichtung zu entgehen.

Er musste wieder daran denken, ob es vielleicht Aliens waren. Auch die würden ihn nicht kriegen. Er weinte. »Lasst mich doch in Ruhe!« Er schrie aufgebracht. Dann dachte er wieder an die Nachbarn. Er wusste gar nicht mehr, wie viel Uhr es war.

Im Bad angekommen, holte er den Föhn aus dem Schrank und legte ihn neben die Wanne auf einen Hocker. Er steckte den Föhn ein. Dann wollte er das Wasser einlassen. Er zögerte. Noch eine letzte Zigarette. Er ging ins Wohnzimmer. Er setzte sich in den Sessel, zündete sich eine Zigarette an und starrte ausdruckslos ins Leere. Das war es nun. Hier würde alles enden. Er hatte kein Vertrauen zu dem Föhn. Ich muss es anders machen, dachte er.

Er stand auf und ging ins Bad. Endlich fand er, was er gesucht hatte, Rasierklingen. Ja, so musste es gehen. Man muss das im warmen Wasser machen. Dann merkt man gar nichts. Nur ein kleiner Schnitt und dann gemütlich in der Wanne liegen. Er ließ Wasser ein, warmes. Es war so weit, jetzt hieß es noch einmal alle Kraft zusammennehmen, und dann war es vorbei.

Er stieg mit Jogginghose und T-Shirt in die Wanne und legte sich die Rasierklingen zurecht. Er merkte, wie das warme Wasser langsam seine Kleidung durchnässte. Er ließ noch etwas heißes Wasser nachlaufen. Dann nahm er die Rasierklinge in die rechte Hand. Er zitterte. Er weinte. Er seufzte. Ich muss fester drücken. Mit Überwindung ritzte er das Fleisch ein. Er sah, wie die ersten Blutstropfen ins Wasser fielen. Er drückte fester und zog kräftig. Das Blut lief jetzt viel schneller. Er wechselte die Hand. Mit der linken war es schwieriger, aber es ging. Er zog in einem Zug und warf dann die Klinge weg. Er lehnte sich zurück und hielt die Arme unter Wasser. Er seufzte. Der schwierige Teil war jetzt vorbei. Er sah, wie das Wasser sich langsam rot färbte. Es war, als wäre er ein Zuschauer. Wenn das überhaupt möglich war, lächelte und weinte er zugleich. Ehe er sich noch weiteren Gedanken hingeben konnte, verlor er das Bewusstsein, und es war schwarz um ihn, in der Wanne voll Blut.

Er wusste nicht, wo er war, als er wieder denken konnte. Er war sich nicht sicher, wer er war, aber er war ein denkendes Etwas. Ihm war kalt, er zitterte heftig. Er schlug die Augen auf. Das kannte er, diese hässlichen gelben Fliesen, das war sein Badezimmer. Er lag in der Wanne. Er sah an sich hinunter und bemerkte die rote Farbe in der Wanne. Jetzt erinnerte er sich. Was hatte er getan? Und warum war er wieder wach geworden? Er wusste es nicht. Er versuchte aufzustehen. Er war schwach, ihm wurde schwindelig. Er versuchte es noch mal, er rutschte aus und hätte sich fast das Genick gebrochen – welche Ironie. Aber jetzt wollte er nur noch aus dieser Kälte raus.

Er drehte sich zur Seite und zog sich langsam über den Beckenrand. Er war schwer mit der nassen Kleidung. Er plumpste auf den Boden. Es gab ein schmatzendes Geräusch. Er stand langsam, sich am Beckenrand hochziehend, auf. Er rutschte auf den glatten Fliesen aus und schlug der Länge nach hin. »Aarrgh!« Da lag er nun und kämpfte um das bisschen Leben, das er noch hatte und das er sich vor ein paar Stunden noch hatte nehmen wollen. Er zog sich mühsam in den Flur. Dort war Teppichboden, dort konnte er auch mit seinen nassen Klamotten aufstehen. Er kroch bis zur Garderobe, dort zog er sich hoch. Mit etwas Glück blieb sie in der Wand.

Als er stand, stellte er fest, dass ihm schwindelig war. Der Kreislauf war völlig von der Rolle. Er schnappte nach Luft und hielt sich mit einer Hand an der Garderobe fest. Er torkelte zum Wohnzimmersessel und ließ sich in diesen fallen. Zitternd griff er nach der Zigarettenschachtel und zündete sich eine Zigarette an. Das Zittern wurde jetzt fast epileptisch. Ich muss aus diesen Klamotten raus, dachte er. Er versuchte, das T-Shirt auszuziehen, das irgendwie an seinem Körper festklebte. Er zog und zerrte und schaffte es fast. Als er es zur Hälfte über den Kopf gezogen hatte, fiel er um. Er kriegte kaum Luft. Er bekam Angst. »Hilfe, Hilfe, Hilfe!«, schrie er laut. Dann wurde er ohnmächtig.

Irgendwas schüttelt ihn, er wird wachgerüttelt von den Bewegungen unter ihm. Er liegt flach auf dem Rücken und befindet sich in einer ungewohnten Umgebung. Er sieht Infusionsflaschen und eine Person mit roter Jacke. Was ist geschehen?

Er versucht sich zu erinnern: die nassen Klamotten, die Wanne voll Blut. Sie haben ihn geholt. Sie wollen verhindern, dass er sich umbringt. Sie brauchen ihn noch für das Opferritual, für das öffentliche Abschlachten. Dafür muss er fit sein, denn dann dauert es länger, und die Zuschauer haben mehr Spaß daran. So ist das also. Deswegen haben sie ihn jetzt in einen Krankenwagen gesteckt. Die Nachbarn müssen ihn gefunden haben. Sie stecken also auch mit ihnen unter einer Decke. Er versucht sich zu bewegen und stellt fest, dass er fixiert ist. Er weiß jetzt, wo es hingeht. Er merkt, wie der Wagen plötzlich hält. Die hintere Tür wird geöffnet, und zwei Pfleger warten schon auf ihn.

Drehen wir die Zeit ein wenig zurück von diesem Selbstmordversuch zu dem ersten, den Ralf unternommen hatte. Wie ist es in seinem äußeren Leben weitergegangen?

Die düsteren Jahre

Nachdem Ralf den Autounfall gebaut hat, verbringt er zunächst einige Wochen in der Psychiatrie. Wie auch später so oft bewirkt die geschützte Atmosphäre, dass er sich vergleichsweise schnell erholt, und in ihm erwacht der Wille, sich von den Umständen nicht unterkriegen zu lassen. Gegen den Willen seiner Ärzte verlässt er die Klinik. Doch schon nach wenigen Wochen landet er erneut in der Psychiatrie, diesmal in seiner Heimatstadt. Wieder gehen einige Wochen ins Land, bevor er einigermaßen stabilisiert entlassen wird.

Nun geht er für einige Monate zurück in seine ehemalige Studentenstadt und arbeitet wieder an seinem alten Institut. Er lebt in einer Wohngemeinschaft und versucht, wieder ein einigermaßen normales Leben zu führen. Doch das gelingt ihm nicht wirklich. Egal, wo er ist, egal, was er macht – überall sieht er auch weiterhin Zeichen, die er in Bezug setzt zu seiner Odyssee. Der Kampf, der in seinem Inneren tobt, verleitet ihn auch im Außen zu seltsamen Handlungen. So verbringt er etliche Nächte im Park und schläft auf einer Bank, weil er es zu Hause nicht aushält. Bei seiner früheren Therapeutin nimmt er wieder eine Therapie auf und versucht, das Erlebte zu verarbeiten. Auch seine Freunde sind ihm eine große Hilfe, und so gelingt es ihm, sich weitgehend zu stabilisieren.

Er hat seinen Traum, nach Berkeley zu gehen, noch nicht aufgegeben und verfolgt ihn beharrlich, auch wenn Ärzte und Therapeuten ihm von diesem Schritt abraten. Sie sagen, es sei eine zu starke psychische Belastung. Trotzdem bricht er nur fünf Monate nach seinem Crash in die USA auf. Zu seinem Glück ist sein Freund Mats, der im gleichen Labor wie er gearbeitet hat, auch in Berkeley. Das macht vieles leichter.

Schon wenige Wochen nach seiner Ankunft ziehen sie gemeinsam in eine Wohngemeinschaft, in der Ralf knapp eineinhalb Jahre verbringt. Dieses Leben zusammen mit Mats in der WG stabilisiert ihn sehr stark, und er kann ein einigermaßen normales Leben führen. Da er um seine Krankheit weiß, sucht er schon kurz nach seiner Ankunft in Berkeley einen Therapeuten auf und geht regelmäßig zu ihm. Diese günstigen äußeren Umstände bewirken, dass er in den zwei Jahren USA nur zwei Mal für eine Woche in die Klinik muss, ansonsten schafft er das Leben draußen.

In seinem Inneren ist aber weiterhin alles durcheinander. Ralf versucht, sich selbst zu finden, und macht einige schräge Erlebnisse dabei. So lässt er sich ein weiteres Mal mit einem

Mann ein, was ihn in der Frage nach seiner wahren Geschlechtsidentität erneut in Verwirrung stürzt. Bei der Suche nach einer Antwort geht er diesmal jedoch viel konkreter vor. Er macht etwa, als Frau verkleidet, Besuche bei einer Domina, um herauszufinden, ob dies das Richtige für ihn ist. Außerdem sucht er zusätzlich zu seinem Therapeuten eine Sexualtherapeutin auf, die auf Menschen mit Geschlechtsidentitätsproblemen spezialisiert ist. Sie besorgt ihm viel Literatur zu dem Thema, sodass er sich theoretisch damit auseinandersetzen kann.

Nach wie vor ist sich Ralf aber sicher, dass er beschattet und ausspioniert wird, und überzeugt davon, dass sie Kameras und Mikrofone in seinem Zimmer angebracht haben. Alles über ihn wird aufgezeichnet, denn sie halten ihn für einen Mörder oder Sexualstraftäter. Wahrscheinlich glauben sie, dass er jemanden umgebracht und anschließend aufgegessen hat. Deshalb muss er sie irgendwie davon überzeugen, dass er harmlos ist. Aber wie? Vielleicht sollte er ein paar schockierende Dinge vor der Kamera machen, damit sie haben, was sie wollen, und ihn dann endlich in Ruhe lassen. Um das bewerkstelligen zu können, beschließt Ralf, aus der WG auszuziehen.

Sein neues Domizil ist ein Motel. Dort setzt er mehrere Tage lang alles dran, seine Überwacher zu schockieren, doch die Gedanken an sein Verfolgtwerden verschwinden auch dadurch nicht. Also beschließt er, sich umzubringen, und fährt nach San Francisco, um sich von der Golden Gate Bridge zu stürzen. Als ihm dann einer der Touristen sagt, dass heute nicht Sonntag sei, macht er wieder kehrt.

Doch es gibt auch positive, glückliche Momente in dieser Zeit. So ist er eine Zeit lang mit einer deutschen Professorin befreundet, die einige Jahre älter ist als er. Mit ihr verbringt er einen schönen Urlaub auf Hawaii. Danach lernt er im Flugzeug eine nette Frau kennen und telefoniert viel mit ihr. Er hofft, sie nach seiner Rückkehr nach Deutschland wiederzutreffen. Und dann ist da noch Hope, die Schwarze, die ihn häufig in seinem Motelzimmer besucht.

Was ist in dieser ganzen Zeit mit Lucille gewesen? Der Frau, die er so geliebt hat? Nun, die Krankheit hat Ralf nach und nach sehr verändert und so auch seine Beziehung. Am Anfang besucht Lucille ihn noch in der Psychiatrie, dann ist eine Weile Funkstille. Doch ihr Kontakt bricht nicht ganz ab. Während er in Berkeley ist, arbeitet sie in einem Labor in Los Angeles. In dieser Zeit besuchen sie sich mehrere Male und verbringen sogar ein Weihnachtsfest zusammen – jenes, zu dem ihn seine Mutter inständig nach Hause bittet, weil sie ahnt, dass sie bald sterben wird. Doch Ralf verbringt seine Zeit lieber mit Lucille. Vielleicht macht er sich noch immer Hoffnungen. Kurz nach Weihnachten stirbt seine Mutter, und er fliegt nun doch nach Deutschland, um zu ihrer Beerdigung zu gehen. Er macht sich schwere Vorwürfe, dass er dem Wunsch seiner kranken Mutter nicht gefolgt ist. Ihre Beerdigung wird so traumatisch für ihn, dass er sich bis heute nicht daran erinnert. Den Kontakt zu Lucille hält er auch nach Berkeley noch für ein paar Jahre aufrecht, doch dann verebbt er ganz.

Allmählich rückt das Ende seiner zwei Jahre in Berkeley näher, und Ralf hat noch keine Ahnung, was er anschließend machen soll. Die Erfolge, die er während seiner Doktorarbeit verzeichnete, kann er in den USA nicht wiederholen. Er hätte zwar immer noch gute Karten, um auch in der deutschen Forschung wieder eine Postdocstelle zu bekommen, doch er beschließt, aus der Forschung auszusteigen. Stattdessen besucht er einige Seminare an der Businessschool und absolviert sogar einen Aufnahmetest für ein Graduiertenstudium, den er als einer der Besten abschließt. Es gibt also Hoffnung. Er probiert den Direkteinstieg und bewirbt sich bei einer der größten Consultingfirmen. Doch obwohl er an mehreren Vorstellungsgesprächen teilnimmt, klappt es am Ende nicht. Auch aus anderen Bewerbungen, für die er nach Deutschland fliegt, wird nichts. So sieht er sich gezwungen, nach Plan B vorzugehen: Er schreibt sich als Student für einen Aufbaustudiengang in einer kleinen Universitätsstadt in den neuen Bundesländern ein.

So kommt es, dass er vom Nabel der modernen Welt, dem Silicon Valley, in ein kleines ostdeutsches Städtchen wechselt. Es ist wie eine Reise zurück in der Zeit und in vielerlei Hinsicht eine Umstellung. Zunächst einmal hat er keine Arbeit mehr, also auch kein Geld. Er weiß noch nicht, wovon er leben soll. Und in Berkeley hat er nicht so schlecht gelebt. Plötzlich muss er wieder mit einem Zwölf-Quadratmeter-Zimmer in einer Wohnheim-WG auskommen und mit sehr wenig Geld. Trotzdem freut er sich auf das Studium und beginnt sogleich, sich mit seinen Kommilitonen anzufreunden. Alle sind Erstsemester in BWL und viel jünger als er. Außerdem kommen sie fast alle aus den neuen Ländern. Die Sprache ist gewöhnungsbedürftig und auch die Trabis auf der Straße. Es ist eine so andere Welt als Berkeley. Doch Ralf versucht, sich auf das Studium zu konzentrieren. Er hat zwei Jahre, um das Beste daraus zu machen.

Doch schon bald stellt er fest, dass er nicht mehr so gut lernen kann wie früher und dass ihm plötzlich alles schwerer fällt. Es muss an den Medikamenten liegen. Er hasst die Medikamente. Trotzdem gibt er nicht auf, und allmählich geht es bergauf.

Er findet eine Teilzeitarbeit als Englischlehrer in einer Sprachschule. Damit kann er sich die nächsten Monate finanziell über Wasser halten. Doch er hat noch mehr Glück. Nach einer Vorlesung kommt er mit einem der Professoren ins Gespräch und schildert ihm seinen Werdegang. Daraufhin bietet ihm dieser eine Assistentenstelle am Wirtschaftswissenschaftlichen Fachbereich an. Eine halbe Stelle zum Osttarif. Jetzt hat Ralf genug zum Überleben, muss sich aber nach wie vor einschränken.

Doch das Arbeiten will ihm nicht so gelingen, wie er sich das vorgestellt hat. Er schiebt dies auf die Medikamente und beschließt, sie nicht mehr zu nehmen. Es kommt, wie es kommen muss: Er lernt auch die ostdeutsche Psychiatrie kennen, diesmal sogar mit hochrichterlicher Einweisung. Anschließend hat er darum zu kämpfen, wieder ein mündiger Bürger zu werden. Den entsprechenden Test beim Amtsrichter zu überstehen, ist einer der erniedrigendsten Momente in seinem Leben, denn er muss nachweisen, dass er das Recht hat, ein Mitglied der Gesellschaft zu sein. Das gelingt ihm jedoch. Anschließend nimmt er wieder seine Medikamente, fasst aber den Entschluss, mit dem Studium aufzuhören und einer geregelten Arbeit nachzugehen, egal, welcher. Auch als Pharmareferent würde er jetzt anfangen.

Jetzt beginnt ein wahrer Bewerbungsmarathon. Insgesamt hundert Bewerbungen schreibt er, fährt durch ganz Deutschland zu mehr als zwanzig Vorstellungsgesprächen und Assessmentcentern, und nach einer Weile landet er auch ein paar Treffer. Bei mehreren Pharmafirmen hat er jeweils eine Stelle in Aussicht.

Nach einem Jahr Aufbaustudium steigt Ralf in die Berufswelt ein, und das heißt wieder einmal wegzugehen. Er weiß, dass er all die netten Leute vermissen wird, die Kommilitonen und die anderen Assistenten am Wirtschaftswissenschaftlichen Institut.

Bevor er endgültig zurück in den Westen – nach Mainz – zieht, verbringt er noch zwei schöne Monate in Berlin, wo er an einer Schulung bei seinem neuen Arbeitgeber teilnimmt. Alles läuft locker, und er ist voller Zuversicht.

Allerdings hat er nicht geahnt, wie schrecklich einsam er in seinem Job ist. Die Kollegen, mit denen er sich gut versteht, sind über ganz Deutschland verstreut, und er sieht sie nur hin und wieder bei Meetings in Berlin. In Mainz kennt er niemanden, und so verbringt er die Abende allein. Tagsüber fährt er von Praxis zu Praxis und sitzt die meiste Zeit in Wartezimmern, in der Hoffnung auf ein Gespräch mit dem Arzt.

So sehr Ralf sich auch bemüht, der Einstieg in seine neue Tätigkeit will einfach nicht gelingen. Die Umsätze bleiben im Keller, und er gerät immer mehr unter Druck. Er versucht dies zu kompensieren, indem er noch mehr arbeitet, doch der Erfolg bleibt aus. So driftet er immer mehr ab. Jeden Abend holt er sich seine Biere, Pizzas und Videofilme, um vom Alltag abzuschalten. Ausgehen will er nicht, da große Menschenansammlungen und enge Kneipen ihm Angst machen. Schließlich tritt er einem Freizeitclub bei, um wenigstens an den Wochenenden hin und wieder etwas zu unternehmen.

Nach außen hin bemüht er sich, das Bild von einer normalen Existenz aufrechtzuerhalten, doch innerlich zerfällt er immer mehr. Dieser Zerfall spiegelt sich auch im Zustand seiner Wohnung, die zusehends verwahrlost und in der sich leere Zigarettenschachteln, Pizzakartons und Bierdosen stapeln.

Und dann seine Krankheit. Sie schlägt in den anderthalb Jahren seiner Anstellung bei der Pharmafirma gleich mehrmals zu. Drei Mal innerhalb eines Jahres landet er in der Psychiatrie, davon einmal mit Zwangseinweisung. Immer wieder versucht er es ohne Medikamente, und immer wieder folgt der Rückfall. Seine Medikamente beeinträchtigen ihn stark. Er hat unkontrollierten Speichelfluss, und seine Motorik ist so eingeschränkt, dass seine Bewegungen roboterhaft wirken. Wie soll er so einen Arzt von seinem Produkt überzeugen? Also probiert er es wieder ohne Medikamente.

Meist geht das eine Weile gut, doch dann kommen, zunächst unmerklich, die Stimmen wieder, auch die Verfolgungsängste und die Überzeugung, dass man ihn ausspioniert und für einen Mörder oder Vergewaltiger hält. Er kann die heimlichen Beobachter nur dadurch von seiner Harmlosigkeit überzeugen, dass er sich zu Hause Frauenkleider überzieht, in denen er dann durch die verwahrloste Wohnung wankt ... bis zum nächsten Zusammenbruch, der mit Gewissheit kommt. Nur die zwei Therapeuten, die er jetzt aufsucht, verhelfen ihm zu ein wenig Stabilität. Doch auch sie können nicht verhindern, dass er wieder in der Psychiatrie landet. Und diese Aufenthalte sind kein Vergnügen, insbesondere nicht in der geschlossenen Abteilung.

Doch was erwartet ihn, wenn er endlich wieder draußen ist? Eine verkommene Wohnung, einsame Abende und eine frustrierende Arbeit. Die Gedanken an Suizid häufen sich. Oft geht er am Rhein entlang und schaut sehnsüchtig auf den Fluss. Er schwimmt so schlecht, dass er es nur ein paar Minuten aushalten würde – ein kurzer Todeskampf, und alles wäre vorbei. Der Selbstmordgedanke setzt sich in ihm so fest, dass er sich schließlich die Pulsadern aufschneidet. Das ist der heimliche Höhepunkt seines mittlerweile völlig verkorksten Lebens.

In der Zwischenzeit hat auch seine Firma etwas von seinem Zustand mitbekommen. Ein Kollege hatte dafür gesorgt, dass seine Wohnung wieder in Ordnung gebracht wird, und davon hatte sein Arbeitgeber Wind bekommen. Und da er nur einen befristeten Vertrag hat und seine Umsätze sowieso nicht bemerkenswert sind, kommt unweigerlich das Aus. Die Firma sagt, es sei zu seinem eigenen Schutz, die Arbeit sei doch eine Belastung für ihn und habe zu seinem schlimmen Zustand beigetragen.

Jetzt hat er es geschafft. Aus dem viel versprechenden Nachwuchswissenschaftler, dem die Welt zu Füßen lag, ist in nur wenigen Jahren ein arbeitsloser Pharmareferent geworden. Er erfährt den sozialen Abstieg, der schizophren Erkrankte häufig trifft, am eigenen Leib. Er weiß, er braucht jetzt eine Auszeit, und will sich in eine Klinik zurückziehen, um zu sich selbst zu finden, mit seiner Krankheit klarzukommen und wieder neuen Lebensmut zu fassen. Doch in die Psychiatrie, die er bisher schon so oft kennen gelernt hat, setzt er kein Vertrauen. Es gibt dort kaum psychotherapeutische Betreuung, und er ist von Menschen umgeben, denen es genauso schlecht geht wie ihm. Ein solches Umfeld baut ihn nur wenig auf, ganz im Gegenteil.

Also macht er sich auf die Suche nach einer geeigneten Klinik für die nächsten Monate. Von seiner Schwester erhält er den entscheidenden Tipp: Eine Bekannte von ihr hat gute Erfahrungen mit einer Klinik für Psychotherapie und Psychosomatik gemacht. Er vereinbart einen Termin für ein Vorgespräch und bricht wenige Tage später dorthin auf.

Die Klinik

Eine kleine Gebäudeansammlung mitten im Nichts. Kein Lärm von Autos oder Straßenbahnen, stattdessen Ruhe und Einsamkeit. Auch was er im Inneren vorfindet, gefällt Ralf: eine einladende Cafeteria, dekorierte Flure, alles macht einen sauberen und gepflegten Eindruck. Es gibt keine verschlossenen Türen und keine Gitter. Wie er später erfährt, hat jeder Patient vom ersten Moment an Ausgang und muss lediglich zu den Mahlzeiten anwesend sein. Außerdem gibt es nur Einzel- und Doppelzimmer, viele davon mit eigener Dusche und Toilette. Was für ein Luxus!

Beim Vorgespräch erläutert man ihm das Konzept der Klinik und was zu beachten sei. Zum Programm gehören mehrere Stunden Einzeltherapie pro Woche und verschiedene Gruppenprogramme. All das überzeugt Ralf sehr. Er ist entschlossen, für längere Zeit hierher zu kommen, sobald ein Platz frei wird. (Zur Ehrenrettung der Psychiatrien sei angemerkt, dass sie in den Phasen akuter Psychose hilfreich für Ralf waren und dass diese Klinik akut psychotische Patienten gar nicht aufnahm.)

Ralfs Lebenswille ist wieder erwacht, und so beginnt er

auch, sich intensiv auf eine neue Stelle zu bewerben. Als er drei Wochen später in der Klinik ankommt, liegen bereits mehrere Vorstellungsgespräche hinter ihm, von denen einige ihn recht zuversichtlich stimmen.

Auch wenn Ralf nicht weiß, was ihn die nächsten Wochen erwarten wird, ist er froh, hier zu sein und seinen wilden Gedanken ein wenig Ruhe zu gönnen. Dort, wo die S-Bahnen mit lautem Kreischen in die Stationen einfahren und die Lautsprecherdurchsagen mit der Regelmäßigkeit eines Uhrwerks die sich sowieso kaum einstellen wollende Stille unterbrechen, da geschieht dasselbe mit seinen Gedanken. Sie fahren ebenso rast- und ruhelos ein, ergreifen ihn und ziehen ihn wie der Fahrtwind ein Stück mit, bevor sie endlich am Ende einer langen Kette zum Stillstand kommen. Je mehr Menschen um ihn herum sind, desto eher scheinen seine Gedanken sich zu verflüchtigen.

Wie anders ist es hier. Er hat den Eindruck, als habe hier jeder Gedanke mehr Raum – Raum, um zur Ruhe zu kommen oder um zu schweifen und über die satten grünen Wiesen zu streifen, auf denen nachmittags noch unberührt der Reif des Morgens liegt. Die Kühe sehen gelangweilt den Spaziergängern nach. Selbst die Häuser scheinen in dieser Gegend mehr Raum zu haben als in der Stadt. Die Klinik ruht in der Landschaft und strahlt Gelassenheit aus.

Ankunft in der Klinik. Ralfs Wagen holpert über die Parkplatzumrandung, und wie mit letzter Kraft kommt er zum Stehen. Ralf holt tief Luft, öffnet die Tür und steigt aus. Kies knirscht unter seinen Füßen. Entschlossen, doch zugleich ängstlich und zögerlich setzt er einen Fuß vor den anderen. Bei jedem seiner Schritte scheint der Kies unter seinen Füßen zurückzufließen und ihn mit nach hinten zu ziehen. Doch Ralf kämpft sich weiter, auch wenn er all seine Konzentration aufbieten muss, um vorwärtszukommen. Plötzlich wird in seiner Vorstellung der Boden unter seinen Füßen zu Treibsand, in den er ständig tiefer hineingezogen wird. Der Kies scheint an seinen Sohlen festzukleben, aber er kann ihn abschütteln. Er konzentriert sich auf die schöne Umgebung, das kleine Waldstück, das direkt vor ihm liegt, die smaragdgrüne Wiese vor dem Eingangsportal und die große Skulptur darauf. Sie vermittelt den Eindruck, als haben hier schon große und freie Geister geweilt. Ralf erklimmt die kleine Anhöhe zum Portal, die Glastür schwingt auf und lässt ihn ein.

Ein Hauch von Heilung umfängt ihn. Nachdem er sich angemeldet hat, empfängt ihn Schwester Agathe von Station 1. Sie bringt Ralf zu seinem Zimmer und und zeigt ihm anschließend die verschiedenen Einrichtungen des Hauses. Sie führt ihn vorbei an der Bibliothek, über der ein wissensdurstiges Schweigen liegt, zeigt ihm die Kreativräume, in denen man seinem Schaffenstrieb nachgehen kann, erklärt ihm, wo die Werkstätten liegen, in denen die Arbeitstherapie stattfindet, und geht mit ihm zu den Turnhallen. Dann kommen sie an der Bäderabteilung vorbei, in der man noch vor dem Frühstück Kneipp-Anwendungen machen kann. Am Ende der Tour zeigt sie ihm noch den Speiseraum, in dem man sich zu festen Zeiten einfinden muss – die einzige Form der Kontrolle, die hier ausgeübt wird. Vorbei an den Fernsehräumen für Raucher und Nichtraucher gelangen sie schließlich zum sozialen Mittelpunkt der Station, der Teeküche. Hier trifft man immer einige Mitpatienten an und verbringt die Abende mit Kartenspielen.

Die Teeküche stellt sich für Ralf alsbald als die zentrale Einrichtung der Klinik heraus. Denn bei aller Bedeutung der therapeutischen Betreuung – viel wichtiger sind die Gespräche, welche die Patienten untereinander führen und sich so gegenseitig therapieren. Auch Ralf stellt fest, dass sie ihn noch mal so richtig vorwärts bringen, und er ist froh, auf dieser – für Schizophrene – Insel der Seligen gelandet zu sein.

Er lernt eine Menge neue Leute und viele Einzelschicksale

kennen. Es sind ganz normale Menschen, die alle auf die eine oder andere Weise versuchen, mit ihrem jeweiligen Problem zurechtzukommen. Da ist Claire, noch Schülerin, die eine Borderline-Störung hat und sich ständig die Arme ritzt, oder Frank, der unter Waschzwang leidet und sich fünfzehn Mal am Tag duscht. Viele sind hier, um ihre Depression zu überwinden, in die sie aus verschiedenen Gründen gefallen sind: durch Verlust eines wichtigen Menschen oder durch Probleme am Arbeitsplatz. Ralf trifft hier die magersüchtige Elena, für die es schon eine Überwindung darstellt, einen Apfel zu essen, ebenso wie Margit, die versucht, so viel wie möglich von ihren dreihundert Pfund zu verlieren.

Die wenigsten wirken eindeutig krank, und als Mitpatient erfährt man auch ihre Diagnose nicht. Aber das ist auch nicht wichtig, denn die Person steht im Vordergrund und nicht die Diagnose. Karl ist eben Karl und nicht die Depression nach Partnerverlust. Und Ralf ist wieder Ralf und nicht mehr die schizoaffektive Psychose.

In den psychotherapeutischen Gesprächen redet Ralf viel über die letzten Jahre, die für ihn wie eine Odyssee waren, aber es wird auch über seine Kindheit gesprochen und über eventuelle Zusammenhänge zu seiner Krankheit. Auch verhaltenstherapeutische Maßnahmen nehmen einen großen Raum ein: wie Ralf lernen kann, im Alltag mit seiner Krankheit umzugehen, wie er Frühwarnsignale erkennt und welche Schritte er dann einleitet, an wen er sich wendet. Er will es nicht wahrhaben, aber das Wichtigste ist, die Krankheit als solche zu akzeptieren und sich damit abzufinden, dass er über einen langen Zeitraum, vielleicht sogar für immer, Medikamente nehmen muss. Die Krankheit zu akzeptieren heißt auch, sich selbst zu akzeptieren, und das ist ein Prozess, den er noch heute durchlebt.

Daneben gibt es viele andere Therapien in der Klinik: Tanztherapie und Kunsttherapie, Qi Gong und Lichttherapie,

Skillstraining und vieles mehr. Bei seinem ersten Aufenthalt ist für Ralf die Körperwahrnehmung eine wichtige Erfahrung, denn dadurch lernt er, wieder Zugang zu seinem Körper zu finden. Die Muskelentspannung nach Jacobsen vermittelt ihm, wie er sich richtig entspannt und wieder Kraft tankt.

Sechs gute Wochen verbringt er in der Klinik und gewinnt allmählich seine Lebensenergie zurück. Auch das Glück ist wieder mit ihm. Noch während seiner Zeit in der Klinik absolviert er mehrere Vorstellungsgespräche und bekommt eine feste Anstellung, erneut im Außendienst. Tatsächlich hat er es geschafft, nur einen Monat lang arbeitslos zu sein.

Nun beginnt eine arbeitsreiche Zeit für Ralf, denn er ist für die Betreuung von Krankenhäusern in halb Deutschland zuständig. Von nun an führt er ein Leben auf Achse: Frequent Flyer Card, Punkte in Flensburg, Hunderte von Kilometern am Stück im Auto. Er arbeitet auf Abruf und ist immer dorthin unterwegs, wo er gerade gebraucht wird. Nicht selten kommt es vor, dass er, während er auf ein Autobahnkreuz zusteuert, erst im letzten Moment erfährt, welche Abfahrt er nehmen soll.

Trotz des Stresses macht sein Job ihm Spaß. Die fachlichen Anforderungen entsprechen viel mehr seiner Qualifikation, und außerdem empfindet er sich nicht mehr als lästiger Bittsteller wie bei seiner vorherigen Tätigkeit. Jetzt ist er in den Krankenhäusern ein gern gesehener Gast, der dazu beiträgt, dass die Qualität der Untersuchungen und damit der Behandlungen für die Patienten steigt. Er sieht die Früchte seiner Arbeit, und das gibt seinem Leben Sinn. Auch der in der Klinik neu gewonnene Lebensmut erweist sich als verlässliche Stütze.

Allerdings erschwert sein neuer Job seine Freizeitgestaltung erheblich. Damit sein Privatleben nicht völlig unter den Tisch fällt, nimmt er sich vor, die Angebote seines Freizeitclubs intensiver wahrzunehmen. Von nun an geht er an den Wochenenden regelmäßig wandern, ins Kino oder Kabarett, zum Segelfliegen oder macht eine Bootstour. So lernt er auch Anke kennen.

Anke

Bei einer Wanderung des Freizeitclubs waren Anke und er lange nebeneinanderher gegangen und hatten sich unterhalten. Man sprach über Gott und die Welt und verstand sich gut. So kam es, dass Anke ihn nach der Wanderung noch zu Pellkartoffeln mit Quark einlud.

Danach begann eine wunderschöne Zeit für Ralf. Während der Woche war er zwar weiterhin viel unterwegs, aber seine Wochenenden verbrachte er mit Anke. Sie beschlossen, gemeinsam Urlaub in Italien zu machen. Mit Ralfs Kombi, der bis unters Dach beladen war, brachen sie auf nach Rom, Pisa und Florenz. In einer einsamen Villa in der Toskana kamen sie sich näher und verlebten eine romantische Zeit.

Nach einem halben Jahr beschlossen sie zusammenzuziehen. Sie fanden eine geräumige Maisonette-Wohnung, die sie nach und nach einrichteten und dekorierten, als wollten sie einen Preis bei ›Schöner Wohnen‹ gewinnen.

Doch wie bei Schizophrenen oft der Fall, bedeuten solch einschneidende Ereignisse auch Stress und können zu Rückfällen führen. Eineinhalb Jahre nach seinem Klinikaufenthalt landet Ralf wieder in der Psychiatrie. Mit Ankes Unterstützung ist er allerdings nach zwei Wochen wieder draußen. Auch ein Zwischenfall in seinem Job sorgt für Irritationen bei seinem Arbeitgeber, der nun eine amtsärztliche Untersuchung verlangt.

Dies kommt wie ein Schock für Ralf, und er hegt schlimmste Befürchtungen, dass alles herauskommt, dass er seine Arbeit verliert und sein wunderbarer Traum zu Ende ist.

Der Amtsarzt bescheinigt Ralf volle Arbeitsfähigkeit, und sein Arbeitgeber erweist sich als verständnisvoll. Die Krise ist überstanden.

Doch nicht nur das: Nach relativ kurzer Zeit kann Ralf seinen Aufgabenbereich erweitern. Er hat jetzt zusätzliche Verantwortlichkeiten und verdient auch mehr Geld. Plötzlich rufen mehrere Headhunter bei ihm an und machen ihm verlockende Angebote. Eine Zeit lang kommt es Ralf vor, als sei er nie krank gewesen.

Auch über seiner Beziehung mit Anke steht ein guter Stern. Sie verbringen viel Zeit mit Freunden, besuchen Flohmärkte, gehen ins Theater oder reisen zu Musicals. Was für ein riesiger Kontrast zu seinem Leben noch vor wenigen Jahren, was für eine wunderschöne Zeit!

Ralf wünscht sich, dass sein Leben an dieser Stelle entweder anhält oder für immer so weitergeht.

Wie es weiterging

Forschergeist

Eines Tages, als Ralf sich nicht ausgelastet fühlte, begann er sich mit seiner Krankheit zu beschäftigen. Er hatte ein paar Jahre Abstand benötigt, doch nun ging es ihm zumindest so gut, dass er sich Fragen stellte wie: Warum bekommt man eine solche Krankheit? Wie wird man eigentlich schizophren?

Von da an sog er nach und nach alles auf, was mit dieser Krankheit zu tun hatte. Als Erstes besorgte er sich Filme wie ›A Beautiful Mind‹, ›Fletcher's Visionen‹ und ›Mein Freund Harvey‹ und las Bücher wie ›Ich habe dir nie einen Rosengarten versprochen‹ oder ›Tagebuch einer Schizophrenen‹. So bekam er mehr und mehr einen Eindruck davon, wie diese Krankheit nicht nur bei ihm, sondern bei anderen aussah. Doch schon bald reichte ihm dies nicht mehr, und sein Forschergeist erwachte. Nun las er Bücher wie ›Meine Psychose, mein Fahrrad und Ich‹, ›Das Rätsel Schizophrenie‹ und etliche Fachartikel zum Thema, zudem begann er im Internet und in Bibliotheken zu recherchieren. So häufte er mit der Zeit eine Menge Wissen über Schizophrenie an.

Aus diesem Fass von Wissen schöpfend, fing er allmählich an, sich seine eigenen Gedanken zur Schizophrenie zu machen. Eines Nachts hatte er eine Eingebung, die er unbedingt zu Papier bringen musste. Also stand er auf, rannte zu seinem Schreibtisch und kritzelte etwas auf ein Stück Papier. Am nächsten Morgen besah er sich, was er aufgeschrieben hatte, und musste über seine verrückten Ideen lachen. Er zerknüllte das Papier und warf es weg.

Doch dann geriet er ins Grübeln. Vielleicht war es ja gar keine schlechte Idee, solche Gedanken zu Papier zu bringen. Deshalb ging er an einem der nächsten Tage in einen Schreibwarenladen und kaufte ein schönes, gebundenes Buch, das er zu seinem Ideenbuch erklärte. In dieses Buch schrieb er in den nächsten Wochen und Monaten immer wieder ein paar Zeilen. Im Sommer nahm er es sogar mit in den Urlaub an die holländische Küste. Dort kamen ihm weitere, neue Ideen zur Schizophrenie.

Für ihn stand fest, dass Angst einer der Hauptfaktoren der Krankheit war. Hatte er nicht immer wieder Angst davor, dass Leute ihn massakrieren würden, und hatte ihn diese – wenn auch unberechtigte – Angst nicht immer wieder aufgeputscht? Jetzt erkannte er, dass die Angst nach und nach sein Denken vereinnahmt hatte. Es waren bestimmte Dinge, die ihm Angst machten: Manchmal war es etwas, das in einer Fernsehsendung gesagt wurde, manchmal war es ein Plakat, welches er betrachtete. Daraufhin kam regelmäßig eine Phase, während der er Angst hatte, dass man nicht nur ihn verfolgen würde, sondern auch seine Freunde und seine Familie.

Zum Beispiel hörte er in den Nachrichten von Menschen, die in einem U-Boot eingeschlossen waren, woran er plötzlich eine Assoziation knüpfte und dachte, dass dies seine Freunde seien. Von nun an löste allein die Erwähnung des Wortes »U-Boot« Angst in ihm aus. Der Fokus hatte sich verschoben. Diese Idee brachte er zu Papier: Die Angst verschiebt den Aufmerksamkeitsfokus. Er fertigte auch eine Zeichnung an, um diesen Sachverhalt festzuhalten.

Mit einem Mal wurde ihm auch klar, dass sich noch etwas anderes veränderte, wenn er Angst hatte: Er nahm einfach mehr war. Im Angstzustand fielen ihm nicht nur die Plakate, die er gerade betrachtete, ins Auge, sondern auch deren Umgebung. Gleichzeitig hatte er ein waches Ohr für alle Geräusche um sich herum. Alle diese Wahrnehmungen waren plötzlich gleich wichtig und dienten ihm als Informationen. Kein Detail durfte unbeobachtet bleiben. Es war, als ob eine Tür sich immer weiter öffnete, durch die nun mehr herein- und zu ihm vordrang.

Ja, so war es: Der Filter für Informationen war im Angstzustand weiter geöffnet. In diesem Zustand konnte sich, je nachdem, was er wahrnahm, der Fokus seiner Aufmerksamkeit verschieben. Anschließend, wenn die Angst wieder abflachte, schloss sich der weit geöffnete Informationsfilter wieder, bis er seinen normalen Öffnungsgrad erreicht hatte. Angst wirkte sich also auf sein Wahrnehmungsverhalten aus.

In den nächsten Monaten machte Ralf es sich zur Gewohnheit, alle Ideen, die er zum Thema Schizophrenie hatte, aufzuschreiben. Besonders effektiv war er dabei zu zwei Zeiten: im Halbschlaf oder beim Joggen. Er hatte vor eineinhalb Jahren mit dem Joggen angefangen und sich kontinuierlich gesteigert. Nun lief er teilweise über hundert Minuten am Stück und liebäugelte schon mit dem Gedanken, an einem Marathon teilzunehmen. Während er joggte, konnte er seine Gedanken frei schweifen lassen.

An einem Tag war es besonders heiß, und er hatte schon fast neunzig Minuten hinter sich, als er auf die letzte Anhöhe zulief. Dies war immer der schwierigste Teil. Er arbeitete mit einem Pulsmessgerät und konnte so seinen Puls immer in einem vernünftigen, aeroben Bereich halten. Dadurch ging er keine Sauerstoffschuld ein. Dies klappte ganz gut, doch bei dieser letzten Anhöhe wurde es immer schwierig. Entweder verlangsamte er dann seinen Lauf und kroch praktisch den Berg hoch, oder er ließ es zu, dass der Puls immer weiter stieg. Meistens entschied er sich für Letzteres. Mit dem hohen Puls lief er dann durch bis nach Hause. Manchmal jedoch brach sein kontinuierlicher Lauf bei dem hohen Puls ab, sodass er anhalten und im Schritttempo weitergehen musste. So auch heute. Schade eigentlich.

Doch heute war ihm beim Laufen etwas klar geworden: Mit dem Assoziieren in der Schizophrenie war es wie mit dem Puls beim Laufen. Über lange Zeit halten sich die Assoziationen auf konstantem Niveau. Plötzlich jedoch – durch ein äußeres Ereignis – verändert sich etwas. So wie der Läufer den Berg bewältigen muss, kommt auf den Schizophrenen eine Anstrengung zu. Dies kann ein Umzug sein, eine starke Veränderung im persönlichen Umfeld oder der Verlust eines Menschen durch Tod oder Trennung. Diese Veränderung verlangt eine verstärkte Anstrengung des Schizophrenen. Er sucht nach einem Ausweg aus seiner bedrohlichen Situation, und sein »Assoziationspuls« steigt.

Was passiert nun, wenn der Puls des Schizophrenen, nachdem er den Berg bezwungen hat, sich nicht so schnell wieder beruhigt? Es kann zur Folge haben, dass der Lauf der normalen Gedanken plötzlich abbricht und er nicht mehr klar denken kann. Ralf gefiel der Vergleich zwischen Schizophrenie und Laufen. Der »Berg« brachte ihn auf die Idee von einer Schwelle, die man während der Schizophrenie überquert und hinter der dann der normale Gedankenfluss abbricht.

Zu Hause hielt er seine Gedanken fest. Noch am selben Abend fiel ihm beim Einschlafen ein, dass er dieses Phänomen der Grenzüberschreitung von irgendwoher kannte. Er erinnerte sich, dass er während seines Studiums von der Fehlerschwelle, die es bei der Replikation von Information gibt, gehört hatte: So vermehren sich Viren, wie das typische Grippevirus, ständig mit hoher Rate. Doch trotz aller Versuche, diese Viren auszurotten, erwischt uns die Grippe jedes Jahr aufs Neue. Wie kommt das? Es liegt daran, dass die Viren sich ständig verändern. Diese ständige Veränderung beruht darauf, dass sie bei der Weitergabe ihrer Erbinformation Fehler machen. Mutationen sorgen dafür, dass einige der Nachkommen sterben, andere hingegen sind besser angepasst und werden von den menschlichen Immunzellen im nächsten Winter nicht erkannt. Die Viren arbeiten gewissermaßen mit einer Fehlerrate, die es ihnen erlaubt, viele verschiedene Nachkommen zu erzeugen.

Wie viele Fehler sie bei der Weitergabe der Erbinformation machen können, hängt von der Größe ihrer Erbinformation ab. Die Viren besitzen ein kleines Genom und dürfen deshalb viele Fehler machen. Der Mensch mit seinem viel größeren Genom würde eine so hohe Fehlerrate nicht tolerieren können. Für jede Genomgröße gibt es eine gewisse Schwelle, bis zu der man die Fehlerrate steigern kann. Sobald diese Schwelle aber überschritten ist, verrauscht die Information.

Ralf war überzeugt, dass schizophrenen Assoziationen die gleichen Prinzipien zugrunde liegen. Hier hatte er nun ein gutes Modell, mit dem er weiterarbeiten konnte.

Zur gleichen Zeit kam ihm die Idee zu einem Selbsttest. Er wollte wissen, was am Übergang dieser Schizophrenieschwelle mit ihm passieren würde. Eigentlich wusste er es schon: Er würde versuchen sich umzubringen, oder er würde auf Laternen klettern. Aber was würde passieren, wenn er bei diesem Übergang nicht das machte, was er bisher gemacht hatte? In den Tagen und Wochen während einer florierenden Psychose hatte er sich meist mit Alkohol zugeschüttet, die meiste Zeit vor dem Fernseher verbracht und sich mit den wildesten, unterschiedlichsten Informationen zugeknallt, die allesamt in verrückten Kombinationen in seinen Assoziationen wieder auftauchten.

Mittlerweile kannte er sich und seine schizophrenen Phasen recht gut, und er wusste, dass er kurz vor einem Schub stand. Er würde jetzt also wieder seine Medikamente nehmen müssen, die er lange Zeit weggelassen hatte. Auf der anderen Seite war er momentan recht produktiv, und diese Produktivität wollte er nicht gefährden.

So hatte er den etwas absurden Einfall, bewusst in einen Schub hineinzugehen, aber unter Bedingungen, die anders waren als normalerweise. Er würde wieder in die Klinik auf dem Lande gehen, in der er vor ein paar Jahren gewesen war. Dort hatte er ein Einzelzimmer, in dem er arbeiten und sich so intensiv mit der Schizophrenie beschäftigen konnte, dass er durch die Überforderung einen Schub auslöste.

In der Klinik hatte er ideale Rahmenbedingungen: intensive ärztliche und therapeutische Betreuung. Dort würde man sofort merken, wenn es für ihn riskant würde. Außerdem war es dort nicht erlaubt, Alkohol zu trinken. Dadurch würde er den Schub sicher besser verkraften. Schließlich war es dort leichter möglich, der gefährlichen Informationsflut zu entgehen, in der er sonst schier ertrank. Er hatte keinen Fernseher auf dem Zimmer, weshalb er keine wilden Assoziationen knüpfen konnte mit irgendwelchen U-Booten, in denen seine Freunde eingeschlossen waren, oder Ähnlichem. Es gab dort keine Wahlplakate und auch keine Songs aus dem Radio. Und nicht zuletzt lag die Klinik so abgeschieden, dass weder Lärm von Bauarbeitern noch von Straßenbahnen oder Flugzeugen ihn stören konnte. Der Großteil der Informationen, die auf ihn einströmten, würde aus den Artikeln und Fachbüchern kommen, die er in seinem Zimmer las.

Und so war es dann auch. Jeden Tag nahm er sich mehrere Fachartikel und Kapitel aus Büchern vor, die er mitgebracht hatte. Wann immer er einen Einfall hatte, schrieb er ihn in sein Ideenbuch. So produzierte er jeden Tag mehrere Seiten. Er arbeitete wie ein Besessener, um möglichst viel zu schaffen. Irgendwann in dieser Zeit kam er, zunächst ohne es zu bemerken, dann immer deutlicher in einen Schub hinein. Da die Rahmenbedingungen aber so positiv waren, verlief dieser Schub eher glimpflich. Außerdem reagierte die Oberärztin sofort auf seine Veränderungen und erhöhte die Medikamentendosis, woraufhin es ihm schnell wieder besser ging.

Nach geraumer Zeit warf er einen Blick in sein Ideenbuch und stellte fest, dass er an den letzten Tagen vor dem Schub praktisch wie im Rausch geschrieben und eine deutlich höhere Anzahl an Seiten zu Wege gebracht hatte als in der Zeit davor. Nachdem er Medikamente genommen hatte, war seine Produktivität deutlich gesunken. Für Ralf passte das Ganze gut zusammen mit der Erklärung, dass er über eine imaginäre Fehlerschwelle geschritten war. Kurz davor war er nämlich bei seinen Studien sehr gut weitergekommen. Jenseits der Fehlerschwelle war die Information verrauscht, und er hatte eindeutig psychotische Assoziationen.

Er fühlte sich in seiner Theorie bestätigt.

Das Schichtmodell der Persönlichkeit

Ein anderes gedankliches Modell, das ihn umtrieb, beschäftigte sich mit der Persönlichkeit und ihrem Aufbau, den er sich schichtartig vorstellte.

In den Hochphasen der Schizophrenie hatte Ralf immer wieder den Eindruck gehabt, dass seine Gedanken gelesen und ihm auch entzogen wurden. Darauf aufbauend kam ihm später die Idee, dass es einen tatsächlichen, einen buchstäblichen Austausch von Gedanken zwischen zwei Personen geben könne, was ihn dazu brachte, ein Schichtmodell der Persönlichkeit anzunehmen.

Diesem Modell zufolge besteht jede Person aus mehreren Schichten: Den Kern bildet das Selbst, dann kommt das Ich, und darauf folgen – so wie eine umgebende Aura – weitere äußere Schichten. Auf jeder dieser Schichten befinden sich Teilchen mit positiven und negativen Vorzeichen (Erfahrungen oder Informationen). Treffen sich nun zwei Personen, kommt es zu einer Überlappung der äußeren Schichten, wobei zwischen den Personen Informationen ausgetauscht werden. Anschließend geht jede Person in ihrer Persönlichkeit leicht verändert aus der Unterhaltung heraus.

Wie viel man von sich preisgibt, hängt davon ab, wie offen man ist. Ein entsprechender Filter bestimmt, wie viele Informationen über die umgebenden Schichten ausgetauscht werden. Die Filtereinstellungen sind von Mensch zu Mensch unterschiedlich. Der eine ist reserviert und zurückhaltend, d. h., nur wenige Informationen dringen durch den Filter. Der andere ist offen und sensibel, deshalb gelangen viele Informationen durch den Filter. Und wieder ein anderer, etwa der Psychotiker, hat einen krankhaft weit geöffneten Filter, sodass sehr viele Informationen die Schranke passieren.

Der Öffnungsgrad des Filters kann sich, je nach Umgebungsbedingungen, verändern. So spielt etwa Angst eine große Rolle. Zu einem schizophrenen Schub kann es dann folgendermaßen kommen: Zunächst befindet sich der Psychotiker in einer Umgebung, die einen angstfreien Austausch von Informationen bei weit geöffnetem Filter ermöglicht. Danach wird er durch veränderte Umweltbedingungen (Stress, Umzug, Verlust eines Menschen etc.) aus dieser angenehmen Atmosphäre herausgerissen und befindet sich plötzlich in einer Umgebung mit vielen negativen Vorzeichen. Diese entziehen seinen äußeren Schichten immer mehr positive Teilchen und ersetzen sie durch negative Informationen.

Immer mehr Informationen strömen auf den Psychotiker ein. Muss er jedoch eine zu große Menge an Informationen verarbeiten, führt das dazu, dass die Informationen immer häufiger verrauschen. Dann hat er die wildesten Assoziationen. Außerdem kommt es zu massiven Rückzugstendenzen. Der Psychotiker versucht, sich dem Stress sozialer Kontakte und dem mit ihm verbundenen Strom an Informationen zu entziehen. Durch die veränderten Umweltparameter werden irgendwann auch die inneren Schichten angegriffen. So kommt es zu Ich-Störungen und schließlich zu Störungen des Selbst.

Spätestens zu diesem Zeitpunkt ist der Psychotiker extrem selbstmordgefährdet.

Nach einiger Zeit und insbesondere durch die Gabe von Medikamenten schließt sich der Filter wieder, doch die negativen Teilchen sind bis zur tiefsten Schicht vorgedrungen. Dadurch ist der Schizophrene ein anderer Mensch geworden. Außerdem ist er jetzt verschlossener. Therapien sind zu diesem Zeitpunkt nur schwer durchführbar.

Nach dieser Repersonalisierung erfolgt im positiven Fall eine Phase der Konsolidierung, in der die Persönlichkeit langsam wieder zu ihrem Normalzustand zurückfindet. Ideal dafür ist viel Zuwendung, sodass sich die positiven Anteile in den äußeren Schichten wieder vermehrt einlagern können. Doch zwei Dinge wirken dem entgegen: Zum einen bleiben durch den sozialen Rückzug des Schizophrenen sowie durch die soziale Stigmatisierung, die Schizophrene häufig erfahren, weniger Personen übrig, die ein positives Umfeld bieten können. Zum anderen befinden sich auf der äußeren Hülle viele negative Teilchen, sodass einer positiven Umgebung gegenüber Abstoßreaktionen auftreten.

So grausam es sich auch anhören mag: Eine mögliche Lösung besteht darin, den Schizophrenen noch einmal den Prozess der Repersonalisierung durchleben zu lassen, mit starker Disturbation und Sedimentation. Diesmal allerdings in einem positiven, kontrollierten Umfeld. Dann kann er sich mit vielen positiven Teilchen auf der äußeren Hülle repersonalisieren und ist anschließend stabiler und Therapien besser zugänglich.

Schließlich beschäftigte Ralf etwas, das er »Metasystem« nannte. Er wollte herausfinden, ob so etwas wie ein Metasystem vielleicht für den Ausbruch der Schizophrenie verantwortlich war. Was aber war eigentlich ein Metasystem? Dazu musste erst einmal klar sein, was man unter einem System verstand.

Ein System, das war eine Ansammlung von Komponenten, die miteinander in Wechselwirkung stehen und die gewissen, dem jeweiligen System spezifischen Gesetzmäßigkeiten unterliegen. Als »System« kann man verschiedene Dinge bezeichnen. In gewissem Sinne ist eine einzelne Körperzelle ein System, aber auch der menschliche Körper. Wenn dies aber Systeme sind, was ist dann ein Metasystem?

Ein Metasystem ist auch nichts anderes als ein System, lediglich auf einer anderen Ebene. Wenn eine einzelne menschliche Körperzelle ein System ist, dann ist das Organ, in dem sich die Zelle befindet, das Metasystem. Für das System Organ wiederum ist der menschliche Körper das Metasystem.

Interessanterweise sind die Gesetzmäßigkeiten, die in einem System herrschen, und diejenigen, die in einem Metasystem herrschen, nicht unbedingt die gleichen. Manchmal – und das war, was Ralf an diesem Konzept so faszinierte – standen die Gesetzmäßigkeiten im Gegensatz zueinander. So kann sich eine Komponente innerhalb eines Systems sozusagen vorbildlich verhalten und sich ideal anpassen. Trotzdem funktioniert dieses System nicht – vielleicht weil es Teil eines Metasystems ist, in dem ganz andere Gesetzmäßigkeiten herrschen.

Als Beispiel fielen ihm die Wirtschaft als System und die Börse als Metasystem ein. So kann es sein, dass sich ein Unternehmen optimal in einem Wirtschaftssystem entwickelt. Die Kennzahlen stimmen, der Umsatz stimmt, und der Gewinn stimmt auch. Trotzdem wird dieses Unternehmen plötzlich übernommen und zerschlagen. Was ist passiert? Nach wirtschaftlichen Kriterien war es zwar gesund, aber an die Gesetze des Metasystems Börse war es nicht optimal angepasst. So hatte es vielleicht die Fantasie der Anleger nicht genug angeregt. Folglich wurde es von einem anderen Unternehmen, das weniger Umsatz machte und noch nicht einmal Gewinn verzeichnete, geschluckt, weil dieses Unternehmen die Gesetzmäßigkeiten des Metasystems Börse verstanden und sich optimal daran angepasst hatte.

Die Gesetze des Metasystems können also jenen des Systems entgegenwirken und dieses zerschlagen, obwohl es in sich gut funktioniert. Ralf glaubte nun, dass dieses Wechselspiel zwischen System und Metasystem auch bei der Entstehung der Schizophrenie eine Rolle spielte. Seiner Auffassung nach gab es ein System, an das sich der Geist des Schizophrenen optimal angepasst hatte, indem er immer schneller und besser assoziierte. In dem Metasystem der Bedeutungen jedoch verlor er völlig den Faden.

Neben der Auseinandersetzung mit seiner Krankheit läuft Ralfs Leben weiter, und er existiert auch weiterhin in dem System Gesellschaft, in dem wir alle leben. Mittlerweile hat er sich verschiedenen Therapien unterzogen, nicht nur der medikamentösen, sondern auch der Verhaltenstherapie. Doch führt er nun ein Leben ohne die Krankheit, oder bleibt es ein

Leben im Wahnsinn?

Der Wahnsinn hat Ralf seither nicht verlassen. Er hat nur andere Formen angenommen. Doch mit der Zeit hat sich Ralf mit seiner Krankheit arrangiert. Es ist ihm in den letzten Jahren besser gelungen, den ganz normalen Alltag zu bewältigen, obwohl der Wahnsinn streckenweise noch blieb. Statt der Stimmen verfolgten ihn nun andere Phänomene. So litt er nach dem letzten Aufenthalt in der Klinik für Psychotherapie unter einer sehr schweren Depression. Sein Leben wurde für ihn zu einem

Couch-Trip

Ein Druck lastete auf ihm, ein unsichtbarer Druck, der ihn fest ins Sofa presste. Er war ein Gefangener, ein Opfer dieses Drucks. Immer wieder wand er sich mit aller Kraft und schaffte es, sich ein paar Zentimeter zu bewegen. Doch der Druck war enorm. Es war ein Ringen, ein Zerren und ein Schubsen. Er kämpfte einen nicht enden wollenden Kampf. Und wieder hatte er sich ein paar Zentimeter bewegt. Mittlerweile war er so erschöpft, dass er hätte einschlafen können. Doch er kämpfte weiter.

Für die nächste Aktion musste er Kraft sammeln. Er hielt inne. Kurzzeitig hörte er mit dem Atmen auf, um sich zu konzentrieren. Stille. Unendlich langsam schwand der Augenblick dahin, um mit graziöser Leichtigkeit den Stab des Vergänglichen an den nächsten weiterzugeben. Ein ferner Tropfen gab den Takt der Stille vor, mit dem der Stab elegant von einer Sekunde zur nächsten gereicht wurde. Ralf holte wieder Luft. Mit einem kaum merklichen Saugen füllte er ganz langsam seine Lungen. Dann spannte er die Muskeln an, und in einer Sekunde vollster Konzentration raffte er all seine momentane Energie zusammen und machte eine halbe Drehung auf der Couch.

Er seufzte erleichtert. Wieder hatte er es geschafft. Angesichts dieser Anstrengung musste er erst einmal verschnaufen und zur Ruhe kommen. Trotzdem – diese Kraftanstrengung gab ihm Auftrieb. Er war kühn geworden ob dieses Sieges, und wilde Pläne brandeten in ihm hoch. Er könnte sich erneut sammeln und mit ganzer Inbrunst zu voller Größe erheben. Er wusste, dass es möglich war. Er war ja auch auf diese Couch gekommen. Da musste er doch in der Lage sein, sie wieder zu verlassen.

Er schwelgte in der Hoffnung, gar einen Besuch im Bad zu unternehmen und sich unter der Dusche frisch zu machen für den Tag. Er musste es schaffen. Wenn er sich jetzt aufraffte, würde das der Wendepunkt sein. Doch allein die Vorstellung von dieser Anstrengung ließ ihn wieder matt und schwach werden. Er musste sich erst einmal eine Auszeit gönnen, er musste sich erholen, und so sank er in ein oberflächliches Dösen, mit dem er die Minuten im Zehnerpack erledigte.

Eine halbe Stunde später hatte er genug Kraft gesammelt. Er nahm all seinen Mut und seine Energie zusammen, erhob sich mit voller Wucht vom Sofa und kam schwankend zum Stehen. Müde schlurfte er in Richtung Bad. Jetzt hieß es, sich zusammenzureißen und die einzelnen Schritte, die das Duschen erforderte, in einer einzigen, schnellen Folge zu erledigen. Es war immer so anstrengend, den Fuß über den Wannenrand zu hieven und dann den ganzen Körper nachzuziehen. Erst wenn die Dusche lief, war das Gröbste geschafft. Ralf riss sich zusammen und absolvierte die für das Duschen erforderlichen Schritte, so rasch er konnte. Dann schritt er zurück und legte sich wieder auf die Couch. Von diesem Kraftakt musste er sich erst mal erholen. Schnell sank er wieder ins Dösen. Wenn er doch nachts nur so schlafen könnte! Langsam plätscherte der Tag dahin. Ralf kämpfte nicht länger gegen die Müdigkeit an.

Die Depression war jedoch nicht alles. Auch andere Dinge erwiesen sich als extrem störend. Allgemein war er durch die Medikamente in seiner Aktivität gebremst. Das merkte er zum Beispiel beim Joggen. Ohne Medikamente konnte er hundert Minuten am Stück laufen. Als die Psychosesymptome jedoch wiederkehrten und er wieder Medikamente nehmen musste, war nach spätestens zwanzig Minuten Schluss.

Auf seine geistigen Fähigkeiten hatten die Medikamente eine ähnliche Wirkung. Wo er früher spontane Einfälle und gute Ideen gehabt hatte, war seine Assoziationsfähigkeit extrem eingeschränkt. Doch das war ja so gewollt und beunruhigte ihn weniger, auch wenn es manchmal schwer zu akzeptieren war. Weit mehr beunruhigte ihn der gelegentlich auftretende Komplettausfall einiger kognitiver Fähigkeiten. Selten war dieser Verlust so augenscheinlich wie an dem Tag, an dem er sich fragte:

Wo ist mein Englisch?

Heute war Bürotag, ein Tag, den Ralf damit verbringen konnte, es sich hinter seinem Computer gemütlich zu machen, zu lesen, zu schreiben und zu telefonieren. Manchmal machte Ralf das gerne. So auch heute. In Ruhe kochte er sich einen Kaffee und schlenzte in sein Büro. Dort orientierte er sich erst einmal, schaltete den Computer ein und sichtete all die kleinen Zettel, die er auf dem Schreibtisch verstreut vorfand. Dann erledigte er ein paar Anrufe. Inzwischen war der Computer hochgefahren, sodass er das E-Mail-Programm starten und sich sogleich auf die vielen Botschaften stürzen konnte, die sich in den letzten drei Tagen, in denen er unterwegs gewesen war, angehäuft hatten. Eine Botschaft von einem wichtigen Kunden war dabei.

»Lieber Ralf, verzeih mir, dass ich Dich so kurzfristig wieder um einen Gefallen bitte, aber ich habe gerade diese Arbeit fertiggestellt, die ich an eine englische Zeitschrift schicken möchte. Bevor ich sie versende, möchte ich, dass Du mein Englisch korrigierst und Dir die Arbeit einmal anschaust. Wenn Du keine Zeit hast, kannst Du mir ja kurz Bescheid geben. Vielen Dank, Dein Martin.«

Damit war sein Arbeitstag mit einem Schlag von gemütlich auf arbeitsam hochgeschaltet worden. Ralf bekam häufig englische Texte zum Korrigieren, denn schließlich hatte er zwei Jahre in den USA verbracht, hatte diverse Sprachtests hervorragend bestanden und war Englischlehrer an einer Sprachschule für Erwachsene gewesen. Auf der anderen Seite war Korrigieren eine sehr mühselige Arbeit, die hohe Konzentration und viel Geduld erforderte.

Trotzdem fing er sofort damit an. Er las die ersten Sätze des englischen Textes. Anschließend begann er, den Text umzuformen und etwas griffiger zu gestalten. Er war mittendrin, als sich ihm plötzlich die Frage aufdrängte, ob das, was er da machte, überhaupt richtig sei. Er nahm sich den frisch veränderten Satz noch einmal vor. Mit einem Mal war er sich nicht mehr sicher: Wie war das noch mal mit dem present perfect und dem past? Er war verwirrt, der Satz verschwamm vor seinen Augen, und Ralf kamen heftigste Zweifel an dem, was er da tat. Panik überfiel ihn. Dieser Kunde erwartete von Ralf, dass er ihm half, und jetzt war sein Englisch weg!

Es wurde immer schlimmer, und am Ende war sich Ralf nicht einmal mehr über die Satzstellung im Klaren. Er gab auf. Dann rief er Martin an und teilte ihm mit, dass es ein paar Tage dauern würde mit der Übersetzung, weil er gerade unterwegs sei, aber er werde sich beeilen.

Am nächsten Morgen versuchte er es erneut und tatsächlich: Jetzt war sein Englisch wieder da, und die Textkontrolle lief wie am Schnürchen.

Zum Glück waren diese kognitiven Ausfälle meist von kurzer Dauer, und nach einiger Zeit konnte Ralf wieder normal arbeiten. Außerdem trat dieses Phänomen nur sehr sporadisch auf. Etwas anderes jedoch kam weitaus häufiger vor: ein Gefühl, das ihn in den letzten Jahren fast ständig begleitet hatte. In der fachsprachlichen Beschreibung der schizophre-

nen Symptome würde man es als »Coenästhesien« bezeichnen, als körperliche Missempfindungen. Doch das kam dem, wie es sich anfühlte, nicht nahe. Es war ein komplett neues Körpergefühl. Je nach Stimmungslage fand er es einmal entsetzlich und kaum zu ertragen, ein anderes Mal gab er sich dem Gefühl gerne hin. Er wusste einfach nicht, was er damit anfangen sollte. Für ihn fühlte es sich an, als verbringe er

Tage auf der Venus

Ralf wusste eigentlich, wer er war. Aber nicht immer. Manchmal wusste er nicht, wer er war. Oder sollte er sagen, er wusste nicht, wer *sie* war. Er setzte sich, und sofort war es da, dieses Gefühl, kein Mann mehr zu sein. Er spürte nichts zwischen seinen Beinen. Leere. So fühlt es sich also an, dachte er. Inzwischen war das Gefühl, eine Frau zu sein, für ihn an immer mehr Einzelheiten spürbar, er vergaß manchmal sogar, dass er eigentlich ein Mann war. Im Lauf der Zeit hatte er sich so sehr daran gewöhnt, dass er sich ganz natürlich in diesem Gefühl bewegte, so als wäre es die selbstverständlichste Sache der Welt. Das Empfinden war immer realistischer geworden, und mittlerweile hatte er auch Brüste.

Jedes Mal, wenn sie in den Spiegel schaute, war sie überrascht, ein bärtiges Gesicht zu sehen. Das musste Ralf gewesen sein, der sie da aus dem Spiegel anschaute. Sie drehte sich um, ging in die Küche, machte sich einen Kaffee und bereitete ihr Frühstück zu. Damit setzte sie sich vor den Fernseher. Mit jedem Bissen fühlte sie sich kompletter als Frau, fühlte ihre Brüste und ihre Scham. Auch hatte sie sich daran gewöhnt, dass sie am Samstag statt der Sportschau lieber Frau-TV guckte. Das waren Themen, die sie interessierten.

Nach dem Frühstück setzte sie sich an den Firmencomputer. Als Erstes galt es, E-Mails zu beantworten, was sie rasch und routiniert erledigte. Neuerdings unterschrieb sie nicht mehr mit Ralf, sondern nur noch mit R., das fand sie angemessener. Anschließend machte sie sich für die Arbeit fertig. Sie ging ins Badezimmer und schaute in den Spiegel.

Nachdem Ralf sich rasiert hatte, betrat er das Schlafzimmer und zog sich ihre Hose an. Sie packte ihre Arbeitstasche und marschierte zu ihrem Auto. Auch in ihrem Wagen fühlte sich alles weiblich an. Sie startete den Motor und fuhr los.

Nach einer Weile bekam sie einen Anruf. Ja, hier Ralf. Er sprach längere Zeit mit einem Kollegen, wobei sie ihr weibliches Gefühl nicht verlor. Nachdem er den Anruf beendet hatte, konzentrierte sie sich wieder auf die Straße. Am Krankenhaus angekommen, stieg sie aus und rannte die Treppen hoch.

Hier war Ralf wieder Ralf, hier war alles wieder ganz normal. Mehrere Stunden verbrachte er bei seinem Kunden im Krankenhaus. Dann stieg er ins Auto und fuhr heim. Wie jeden Abend las er noch die E-Mails. Und dann fühlte es sich wieder so an wie am Morgen. Nach ein paar Stunden Fernsehen ging ein ganz normaler Tag für R. zu Ende, und sie legte sich schlafen.

Da R. sowieso keine Wahl hatte und mit dem Gefühl, das die anderen, die an den Maschinen saßen, ihm eingaben, einfach zurechtkommen musste, fügte er sich in sein Schicksal. Damit, dass sie wollten, dass er sich wie eine Frau fühlte, konnte er leben – er fand es ja auch nicht immer schlecht. Manchmal überwog die Neugier, und er erkundete das Gefühl mit Interesse. Doch etwas an dieser Sache machte ihm ziemlich Angst. Wenn die an den Maschinen ihm solch ein Gefühl eingeben konnten, was konnten sie dann noch so alles mit ihm anstellen?

Auch wenn diese Coenästhesien halbwegs erträglich waren, warfen sie doch häufig den kompletten schizophrenen Ge-

dankenapparat an. Zudem geschahen von Zeit zu Zeit Dinge, die Ralf Angst machten. So fiel manchmal ein Arm in seiner Funktion aus, wurde mit einem Mal ganz schlaff und hing einfach so an seinem Körper herunter. Ein anderes Mal spürte er ein Kribbeln in den Füßen, das sich immer weiter ausbreitete, bis seine Füße allmählich taub wurden. Auch das schrieb Ralf den Menschen an den Maschinen zu. Er war sich immer sicherer, dass es ihnen nicht mehr reichte, dass er sich als Frau fühlte, nein, jetzt wollten sie ihn auch noch lähmen. Er fühlte sich hilflos in ihren Händen, so wie ein

Kaninchen

Ralf wurde immer nervöser. Er versuchte sich auf das Fernsehen zu konzentrieren und den Gedanken, die auf ihn einströmten, keine Macht zu geben. In dem Spiel war eine neue Runde eingeläutet worden. Jetzt wurden mächtigere Geschütze aufgefahren.

Wer hockte nun hinter den Maschinen und streichelte die Pulte, die ihn steuerten? Was empfanden die Kontrolleure, wenn sie der Marionette Befehle erteilten? Er hatte nicht die leiseste Ahnung. Ralf imaginierte Leute wie die Smoker in dem Film ›Waterworld‹, die in staubigen, halb verrosteten Geschütztürmen hocken und mit irrem Blick ekstatisch auf die Feuerknöpfe drücken, wobei die Laschen der Pilotenmützen vor ihre weit aufgerissenen Augen schlappen, sodass aus ihren Gesichtern fast nur noch die gefletschten Zähne hervorblitzen.

Ralf spürte einen kurzen, leichten Schmerz in der Wirbelsäule, einen Druck an verschiedenen Stellen im Rückenmarkkanal. Sie tasteten also jetzt langsam die Stellen ab, an denen sie ihn nachher lähmen wollten. Mal spürte er den Druck im Genick, mal knapp über der Hüfte und dann wieder in Höhe der unteren Rippen. Offenbar waren sie sich noch nicht einig, wo sie zuschlagen sollten.

Bei diesem Gedanken überkam Ralf die Vision von einem großen Versuchslabor, in dem weißbekittelte Herren mit ernsten Mienen umherliefen nach einem Muster, das für einen Außenstehenden kaum verständlich war und anmutete wie der Tanz der Bienen, der eine Futterquelle anzeigt. Sie stolzierten zwischen Legionen kleiner, blinkender Lämpchen hin und her, drückten Knöpfe und verschoben Schalter. Auf großen Monitoren war Ralf in Lebensgröße zu sehen. Sie beobachteten jede seiner Regungen.

»Rückenmarksdruckpunkt von vierzig Prozent auf neunzig Prozent Lähmung wechseln!« Ralf spürte einen Druck im Genick. Wenn sie ihm doch bloß ein Gefühl in den Armen ließen, damit er wenigstens seinen Rollstuhl fahren konnte. Im Labor wurde ein Haken hinter »keine Reaktion« gemacht. »Dysfunktionstest linker Arm!« – »Wird gemacht!« Plötzlich sackte Ralfs linker Arm herunter. Er fühlte sich nass und schlaff an. Ralf versuchte ihn zu bewegen, doch vergeblich. Schweiß trat auf seine Stirn. Er geriet in Panik und versuchte nun mit aller Gewalt, den Arm zu bewegen. »Dysfunktionstest terminieren!« Der Arm zuckte hoch, Ralf war erleichtert. »Leichte hyperthermische Reaktion; zehn Prozent allgemeine Mobilitätszunahme.«

Ralf griff zum Weinglas und setzte es erst wieder ab, als es leer war. Mit zittrigen Händen füllte er sein Glas erneut und leerte es mit gierigen Schlucken. »Prägnante Vinotaxis.« Mit einem erleichterten Seufzen setzte Ralf das Glas wieder ab.

Dies erlebte Ralf in der Hochphase seines letzten schizophrenen Schubes. Wie man sich vorstellen kann, hielt er die ständige Angst irgendwann nicht mehr aus und landete wieder einmal in der Psychiatrie.

In der Hochphase dieses schizophrenen Schubes war die Angst, gelähmt zu werden, überwältigend und führte manchmal zu ungewöhnlichen Verhaltensweisen. Ralf war mittlerweile der Überzeugung, dass man die Gehirninhalte von anderen Menschen auf ihn übertragen konnte. So hatte er ja oft das Gefühl, eine Frau zu sein, und wenn er durch die Straßen lief, konnte er spüren, was die Frauen, die ihm begegneten, fühlten, und zwar was jede einzelne Frau fühlte. Dieses neue Vermögen brachte ihn zu der Überzeugung, dass man die Gehirninhalte von Passanten auf ihn übertragen konnte. Aber was, wenn man nun auch die Gehirninhalte von Körperbehinderten auf ihn übertrug? Dann würde er eines Tages nicht mehr laufen können. Davor hatte er Angst. So ging er Behinderten möglichst aus dem Weg.

Eines Tages erfuhr er, dass der Stadtmarathon direkt an seinem Haus vorbeiführen würde – allerdings nicht die Strecke der normalen Marathonläufer, sondern die alternative Route der Rollstuhlfahrer. Hunderte von Behinderten in seiner unmittelbaren Nähe! Obwohl Ralf lieber zu Hause blieb, wenn es ihm schlecht ging, wollte er sich dieser Gefahr lieber nicht aussetzen. Am Tag des Marathons setzte er sich deshalb sehr früh ins Auto und fuhr so lange ziellos auf der Autobahn umher, bis er sicher sein konnte, dass die Rollis an seinem Haus vorbei waren.

R.

Während die Angst, gelähmt zu werden, nach einem erneuten mehrmonatigen Aufenthalt in der Klinik wieder verschwand, verhielt es sich mit den weiblichen Körperwahrnehmungen anders. Diese waren nunmehr ihre ständigen Begleiter: R. nahm sich immer deutlicher als Frau wahr. War es am Anfang so gewesen, dass sie nur ihren Penis nicht mehr gespürt hatte, so hatte nun ein immer ausgeprägteres weibliches Körpergefühl Besitz von ihr ergriffen.

Nach außen hin konnte sie ihr normales männliches Leben weiterführen: sich etwa einen Bart stehen lassen, beim Sitzen die Beine weit auseinander spreizen oder im Stehen pinkeln. Doch was nützte ihr das? Die weiblichen Körperempfindungen klebten an ihr wie ein nasser Badeanzug.

Ihren Penis hatte sie schon lange nicht mehr gespürt. Stattdessen spürte sie, dass sie Brüste hatte. Manchmal bewegten sie sich, wenn sie sich hinsetzte oder beim Gehen. Auch ihr Geschlechtsteil nahm eine andere Gestalt an. Nach der anfänglichen Leere zwischen ihren Beinen hatte sich ein Gefühl von zunehmender Tiefe entwickelt, so als ob ein Spalt sich immer weiter in ihr Inneres öffnete. Jetzt hatte sie eine Ahnung, wie es sich zwischen den Beinen einer Frau anfühlte.

In der letzten Zeit war aber noch eine weitere Komponente hinzugekommen: ein Gefühl der Weiblichkeit im Kopf, so als seien die Gedanken einer Frau auf sie übertragen worden. Und je nach Grundstimmung brachten diese Gefühle unterschiedliche Reaktionen hervor.

Wenn die Grundstimmung eher männlich war, dann waren diese Gefühle für Ralf unerträglich. Er sehnte den Tod herbei und hatte schon oft den Föhn bereit gelegt, um in der Badewanne den finalen Abgang zu machen. Oder er hatte sich mehrere Flaschen Wodka geholt, um sich zu Tode zu saufen. Er wartete nur noch auf den eisigen Wintertag, an dem er – drei Flaschen Wodka intus – gemütlich bei minus zehn Grad Celsius erfrieren konnte. Obwohl er nicht mehr rauchte, hatte er sich mehrere Packungen Zigarettentabak zugelegt. Daraus konnte er einen Nikotinsud zubereiten, der einen, wenn man ihn trank, hoffentlich umbrachte. Auch hatte er sich Tabletten besorgt, die verhinderten, dass er sich nach dem Genuss von Wodka und Nikotinsud übergeben musste. Er hatte einen tierärztlichen Anästhesisten befragt, was denn die beste Methode sei, ein Tier möglichst schmerzfrei in den Tod zu befördern. Nur wusste er nicht, wo er sich die entsprechenden Medikamente beschaffen konnte. Stattdessen plante er einen Urlaub in einer Ortschaft direkt neben der höchsten Autobahnbrücke Deutschlands. Erst im letzten Moment gab er seine Reisepläne auf. Aber seine Gedanken kreisten ständig darum, sich durch Freitod von dem Gefühl, eine Frau zu sein, zu erlösen. Um sich zu trösten, sagte er sich: In jedem Augenblick, in dem du dich nicht umbringst, bist du dem Moment, an dem der Schmerz aufhört, ein Stück näher.

War die Grundstimmung hingegen weiblich, war R.s Einstellung eine ganz andere. Sie genoss es fast, sich als Frau zu fühlen. Sie fing an, sich in Katalogen für Übergrößen Kleider auszusuchen, und ließ in Hotels heimlich die Frauenzeitschriften mitgehen, um sie in Ruhe zu lesen, wenn dieses warme Gefühl der Weiblichkeit sie durchströmte.

Wenn dieses Gefühl jedoch abkühlte und er sich wie ein Mann mit Brüsten und ohne Schwanz fühlte, dann blieb ihm als letzter Ausweg nur der kleine Tod des täglichen Suffs, mit dem er zwar nicht sich selbst, aber doch seine Gefühle bis zu einem gewissen Grad tot machen konnte.

Das war nun ihr Alltag. Rafaela hatte mit den Medikamenten erfolgreich einen Teil ihrer Schizophrenie bekämpft. Sie hatte keine psychotischen Gedanken mehr. Keine wilden Assoziationen schossen ihr mehr durch den Kopf, keine Stimmen, die ihr sagten, dass sie verfolgt wurde. Sie hatte sich angewöhnt, vorher genau zu bedenken, was sie über ihre Krankheit sagte. Sie erwähnte nicht mehr, dass sie davon überzeugt war, dass Leute an Maschinen saßen und über ihre Gedanken bestimmten. Wie konnte sie auch annehmen, dass so etwas wahr sein könnte. Sie spürte gerade, wie die rudimentären Reste ihres Penis mal wieder durch ein Vaginagefühl überschrieben wurden. Wie konnte sie annehmen, dass jemand ihre Gedanken beeinflusste!

Sobald sie sagte, was sie wirklich dachte, riet man ihr, die Medikamente zu erhöhen oder vielleicht wieder in die Klinik zu gehen. Sie habe Wahnvorstellungen. Aber wie konnte sie Wahnvorstellungen haben, wo die Gefühle doch so real waren. Sie spürte ihre Brüste immer deutlicher. Sie waren komplett ausgeformt. Wo sie früher eine ausgeprägte Brustmuskulatur vom Bodybuilding aus der Bundeswehrzeit hatte, besaß sie nun zwei kleine Erhebungen aus Fettgewebe. Sie sahen nicht sehr groß aus, sie fühlten sich aber sehr groß an. Beim Autofahren schwangen sie manchmal sogar mit, und in Kurven fühlte sie ihre Kurven besonders intensiv. Und wenn es über holprige Wege ging, war es schwer zu glauben, dass sie eigentlich einen männlichen Körper hatte.

Doch davon war nicht mehr viel zu spüren. In den letzten Jahren war es noch so gewesen, dass man bei ihr eine Erektion hervorgerufen und dann das dabei aktivierte Nervengewebe mit verschiedenen Aspekten der Weiblichkeit überschrieben hatte. Zuerst wurde das Vaginagefühl über das Penisgefühl geschrieben. Später kamen Brustwahrnehmungen und weibliches Identitätsgefühl dazu. Rafaela fragte sich, was als Nächstes kommen würde. Doch sie ahnte es schon ein wenig. Wenn sie sagte, sie habe schon lange keinen Penis mehr zwischen ihren Beinen gespürt, so stimmte das nur zum Teil. Ihren eigenen hatte sie schon lange nicht mehr gespürt, aber inzwischen spürte sie gelegentlich andeutungsweise, wie ein imaginärer Penis in ihre Vagina eindrang.

Es wurde für sie zu einem immer schizophreneren Zustand, ein ganz normales männliches Leben aufrechtzuerhalten. War sie nun eine Frau, gefangen in dem Körper eines Mannes, oder war er ein Mann, gefangen in dem Gefühl einer Frau? Wahrscheinlich hing es vom Willen derer ab, die an den Fäden zogen, an denen er hing. Aber das durfte er ja nicht sagen. Wenn er so etwas laut sagte, war er krank und musste seine Tabletten schlucken und in die Psychiatrie. Wenn er sich sagte, dass es schizophrenietypische körperliche Missempfindungen waren, dann musste er lernen, mit der Schizophrenie zu leben und ein Mann zu sein, obwohl er körperliche Wahrnehmungen wie eine Frau hatte. Sollte sie vielleicht eine Geschlechtsumwandlung anstreben, oder sollte er sich umbringen? Er wusste es nicht. Und so führte er ein Leben in der Zwischenwelt.

Die Manipulationen derer, die an den Fäden zogen, wurden immer grausamer. Nachdem sie in den ersten Jahren das Nervengewebe nur im Zustand seines erigierten Penis überschrieben hatten, gingen sie nun dazu über, sein Gefühl, keinen Penis mehr zu haben, zu einem dauerhaften zu machen. Aus einem reversiblen Empfinden wurde also ein permanentes. Darüber hinaus erweiterten sie jetzt die betroffenen Regionen, und sie hatten begonnen, Hirnbereiche zu überschreiben, die eine Erektion auslösten. Kurzum: Die Puppenspieler machten ihn impotent.

Wenn sie ihm das weibliche Gefühl überstülpten, hatte er keine Erektion mehr. Leider hatte er auch keine Erektion mehr, wenn er mit seiner neuen Freundin zusammen war. Es rührte sich nichts. Er war sich ziemlich sicher, dass die Menschen an den Maschinen ihm das Glück einer neuen Freundin nicht gönnten. Er wusste, dass diese virtuelle Zwangskastration nur ein Kompromiss war. Sie war die Bedingung dafür, dass man ihm nicht auf offener Straße die Geschlechtsteile abriss. Also musste er lernen, damit zu leben.

Er hoffte inständig, dass irgendein netter Mensch irgendwo eine Sicherheitskopie von seinem Gehirn aufbewahrt hatte, sodass man es vielleicht wieder reaktivieren konnte. Aber auch das lag nicht in seiner Macht. Es war eben sein Schicksal, der Spielball für andere zu sein.

Als Nächstes gingen die Puppenspieler dazu über, auch anderes Nervengewebe zu überschreiben. Dies erklärte manch mentalen Ausfall, den Ralf in der letzten Zeit gehabt hatte. So verlor er schnell die Erinnerung an Erlebnisse, zudem nahm sein Wissen merklich ab. Ganz aktuell erschien es ihm so, dass sie den Teil seines Gehirns überschrieben hatten, in dem seine grammatikalischen Fähigkeiten saßen. In der letzten Zeit passierte es ihm nämlich immer häufiger, dass er keine ganzen Sätze mehr sagen konnte. Mitten im Satz unterbrach er sich, weil er feststellte, dass er gerade **die** falsche Artikel benutzt hatte für **dem** Wort, **den** er sagen wollte. Er stoppte dann **die** Satz, überlegte kurz und führte die Wortansammlung mit einem Wort weiter, das zu dem fälschlich verwendeten Artikel passte. Meist gelang es ihm ganz gut, diesen neuen Makel zu verbergen, aber bei der Arbeit wurde das immer schwieriger.

Auch bei diesem Phänomen war er sich nicht sicher, ob es am Alkohol oder an den Tabletten lag, ob die Abnahme seiner kognitiven Fähigkeiten Ausdruck seiner fortschreitenden Krankheit war oder neue Manipulationen der Puppenspieler. Für jede Erklärung gab es stichhaltige Argumente. Das war ja die Crux: Er konnte einfach nicht wissen, was die Wahrheit war.

So erging es Ralf zuletzt mit seiner Schizophrenie. Doch wie verlief sein äußeres Leben?

Probleme

Die ersten Jahre von Ralfs und Ankes Beziehung gestalteten sich wie auch ihr Zusammenleben sehr harmonisch und angenehm. Zudem waren ihre gemeinsamen Unternehmungen eine willkommene Abwechslung zu Ralfs relativ stressiger Arbeit. Im Lauf der Jahre war wirklich so etwas wie Alltag eingekehrt.

Als Ralf den Entschluss gefasst hatte, sich intensiver und

auch wissenschaftlich mit dem Thema »Schizophrenie« zu beschäftigen, trübte das die Beziehung keineswegs, nein, Anke bestärkte ihn sogar in seinem Vorhaben. Mittlerweile hatte sich unter dem Einfluss seiner Medikamente jedoch ein Problem eingeschlichen, das die Beziehung enorm belastete: Ralf war immer seltener in der Lage, eine anhaltende Erektion zu bekommen. Anke beteuerte, dass dies kein Problem sei, aber irgendwie spürte er, dass das nur die halbe Wahrheit war. Also beschloss er, keine Medikamente mehr zu nehmen.

Das löste das Problem allerdings nur zum Teil. Ralf war dermaßen verkrampft, dass er immer seltener den Versuch unternahm, mit Anke intim zu werden. Und statt mit seiner Beziehung beschäftigte er sich fortan vor allem mit seiner Impotenz. Er zog verschiedene Gegenmaßnahmen in Erwägung. Als Erstes wollte er abnehmen und startete deshalb ein Laufprogramm. Doch nach drei Minuten musste er das Laufen abbrechen, weil er völlig außer Atem war. Nichts ging mehr. Dann dachte er, er müsse mit dem Rauchen aufhören. Immer wieder unternahm er einen Versuch, doch kurz darauf hing er erneut am Glimmstängel.

Eines späten Abends gingen ihm die Zigaretten aus. Also stapfte er in Pantoffeln drei Etagen hinunter, um sich am Automaten eine neue Schachtel zu ziehen. Doch der Automat spuckte keine Zigaretten aus und behielt sein Kleingeld. In der Kneipe nebenan, die Ralf als Nächstes aufsuchte, musste er feststellen, dass seine Marke aus war. So entschloss er sich, den einen Kilometer weiter bis zur Tankstelle zu gehen. Doch zu seiner Überraschung hatte diese nachts geschlossen. Völlig entmutigt lief er weitere fünfhundert Meter bis zur S-Bahn-Haltestelle. Sie war menschenleer, und so musste Ralf auf den nächsten Zug warten, um Fahrgäste zu bitten, ihm Geld zu wechseln. Mit dem Wechselgeld in der Tasche ging Ralf zum nächsten Zigarettenautomaten, zog eine Schachtel und steckte sich eine Zigarette an. In diesem Augenblick beschloss er, dass er nie mehr so abhängig sein und in Pantoffeln meilenweit gehen wollte für eine Dämel Filter.

Am nächsten Morgen fuhr er zu seiner Ärztin und ließ sich Akupunkturnadeln gegen die Sucht setzen. Außerdem besorgte er sich Nikotinkaugummis, und der Kampf gegen die Sucht begann. Zu seiner Überraschung ging Ralf siegreich daraus hervor. An jenem Abend an der S-Bahn-Station hatte es in seinem Kopf »klick« gemacht. Seit er Nichtraucher war, klappte es auch mit dem Laufen besser. Nur seine Beziehung wollte nicht wieder besser werden.

Da Ralf und Anke immer seltener miteinander schliefen, wurde der Ruf nach Abhilfe immer lauter. Ihr gemeinsamer Versuch, einen Weg aus der Krise zu finden, führte sie schließlich zu einem Therapeuten. Ralf hatte schon lange nicht mehr therapeutische Hilfe in Anspruch genommen. Nach einer anfänglichen gemeinsamen Sitzung ging Ralf regelmäßig zu den Therapiestunden. Da er seine Tabletten nicht mehr genommen hatte, war er ein weiteres Mal dicht an der Psychose. Und dadurch wurde auch die Beziehung zu Anke stark in Mitleidenschaft gezogen.

Ralf konnte keine Trennlinie mehr ziehen zwischen der inneren und der äußeren Welt. Bei jeder Kleinigkeit verdächtigte er die Personen in seiner Umgebung, an einem Komplott gegen ihn beteiligt zu sein. So saßen sie manchmal in einer kleinen Runde zusammen. Während sich die anderen unterhielten, saß Ralf dabei und sagte kaum etwas. Schließlich musste er die ganze Zeit das Gesagte in die Bedeutungswelt seiner Psychose übersetzen. Allen Begriffen ordnete er neue Bedeutungen zu, die in seinem verzerrten Weltbild Sinn machten.

Bei einem Gespräch über Kunst war plötzlich er das Bild und seine Freunde waren der Rahmen, der ihm Halt gab. Unter »Bild« verstand er allerdings vor allem die weiblichen Gefühle, die ihm übergestülpt worden waren. Wenn Anke im Gespräch dann sagte, das Bild, das sie gekauft hatten, gefalle ihr ganz gut, aber man müsse den Rahmen austauschen, fühlte er sich sofort angegriffen. Wieso fand Anke es gut, dass er sich als Frau fühlte, und was hatte sie gegen seine Freunde? Bedeutete »austauschen« vielleicht auch umbringen? Waren seine Freunde in Gefahr? Oder sollte nur der Kontakt zu ihm abgeschnitten werden? Er reagierte gereizt und sagte, dass er das Bild scheiße finde – obwohl es eigentlich schön war –, und verteidigte plötzlich vehement den Rahmen. So waren sie über den Kauf eines Bildes, der eigentlich etwas ganz Normales war, in Streit geraten.

So etwas geschah in seinen psychotischen Phasen immer wieder. Er ordnete Wörtern andere Bedeutungen zu, und plötzlich ergab sich ein völlig neuer Sinn. Da die anderen aber nichts von diesen anderen Bedeutungen wussten, kam es immer wieder zu Missverständnissen.

In seinem psychotischen Wahn zog er Anke immer öfter mit hinein in den Kreis der Verdächtigen. Bald gehörte auch sie zu seinen Verfolgern, die es nur darauf abgesehen hatten, ihm Böses anzutun. Sie war gewissermaßen ihre Speerspitze. Sie war die Frau vor Ort, damit man ihn besser kontrollieren konnte. Er konnte kein rechtes Vertrauen mehr zu ihr haben.

Immer wieder interpretierte Ralf seine Umgebung so, dass sich ein Bild ergab, in dem er die Marionette war. Und neben den vertrauten Momenten mit Anke gab es immer wieder die Zeiten, in denen er sie verdächtigte, mit an den Strippen zu ziehen. Sie in seinen Verfolgungswahn miteinzubeziehen belastete die Beziehung sehr. Deshalb war die Therapie umso wichtiger. Doch letztendlich konnte auch sie nicht verhindern, dass er wieder in die Klinik kam.

Der Aufenthalt in der Klinik nach vielen Jahren Pause war einerseits notwendig, andererseits beabsichtigt. Schließlich wollte Ralf sich ja einem Selbsttest unterziehen, doch davon wusste keiner. Als er die Klinik nach acht Wochen wieder verließ, war er voller Hoffnung. Die therapeutische Arbeit dort und die lange Zeit ohne Alkohol hatten ihm gut getan.

Jetzt wollte Ralf es wissen und nahm sich vor abzuspecken. Er hielt strenge Diät und aß ab sofort keine Kartoffeln, keinen Reis, keine Nudeln, kein Brot und natürlich auch nichts Süßes mehr. Mehrere Monate lang hielt er durch und nahm tatsächlich über zwanzig Kilo ab. So richtig freuen konnte er sich darüber aber nicht, denn in den Wochen nach dem Klinikaufenthalt verfiel er in eine stark depressive Phase. Selbst alltägliche Verrichtungen fielen ihm schwer. Die Arbeit war ein Graus, und er schleppte sich von Termin zu Termin. Erst nach mehreren Monaten ließ die Depression wieder nach. Mittlerweile hatte er auch die Diät beendet, nicht ahnend, dass er in der Folge über dreißig Kilo wieder zunehmen würde.

Die Gemeinde

Auch in anderer Hinsicht hatten Ralf und Anke neue Wege beschritten. Sie hatten den Weg zu Gott gefunden – oder Gott zu ihnen. Bei einer seltsamen, scheinbar zufälligen Begegnung hatten sie ein Mitglied einer freikirchlichen, bibeltreuen evangelikalen Gemeinde getroffen. So kam es, dass ihre verlorenen Seelen Stück für Stück aufgesammelt wurden. Zunehmend bestimmte diese neue Gemeinschaft nun ihr Leben.

Sonntagmorgens gingen sie regelmäßig in den Gottesdienst und übernahmen auch nach und nach Aufgaben. Die Gemeinde hatte sich den Dienst an den Armen auf die Fahnen geschrieben, und so verteilten sie umsonst Brot, verkauften für ein paar Cent Lebensmittel und für ein paar Euro Möbel und Haushaltsgeräte. Doch all dies war mit Arbeit verbunden, und die Gemeinde sah es als selbstverständlich an, dass jeder eine Aufgabe übernahm.

Anke, die inzwischen arbeitslos geworden war, half beim

Verteilen von Brot in der Gemeindezentrale, und Ralf holte mit seinem Wagen die aussortierten Lebensmittel beim Discounter ab. Mit der Zeit gingen sie auch freitags in den Gottesdienst, kamen sonntags etwas früher und besprachen sich mit den anderen im Gemeindecafé, gingen im Gemeindebuchladen einkaufen oder schauten sich im Multimedia-Shop nach CDs oder Videos um. An den Sonntagnachmittagen traf man sich meist bei einem der aktiven Gemeindemitglieder zum Kochen und UNO-Spielen. Wenn seine Zeit es erlaubte, fuhr Ralf auch noch mittwochs zur Bibelstunde.

Im Rahmen dieses neuen Glaubens erschien es normal und passend, dass Ralf und Anke nicht mehr intim miteinander waren. Die Problematik mit Ralfs Impotenz, die daher kam, dass er nun wieder Medikamente einnahm, fiel dadurch kaum noch ins Gewicht. Ihr Engagement in der Gemeinde steigerte sich so weit, dass sie sich nacheinander noch einmal taufen ließen. Doch in gewisser Weise brachte die Gemeinde sie auch auseinander. Immer seltener unternahmen sie noch Dinge zu zweit. Ob allein oder zusammen – sie gingen nur noch in die Gemeinde.

War ihre Beziehung noch zu retten? Die Klinik war ein Versuch gewesen, und Anke hatte sicher einige Hoffnung dareingesetzt, dass Ralf wiederkommen würde und alles gut wäre. Doch dem war nicht so. Ihr größtes Problem in der Folgezeit war, dass sie nicht mehr richtig miteinander sprachen.

Sie redeten nicht über die Probleme, die sie im Bett hatten, und mit der Zeit diskutierten sie auch kaum mehr über alle anderen Probleme. In den Therapiestunden sprach Ralf darüber, und sein Therapeut beschwor ihn, die schwierigen Punkte zu Hause anzusprechen. Aber irgendwie ging es nicht. Nach und nach entwickelte sich eine neue Form der Beziehung. Es gab überhaupt keinen Sex mehr, und man sprach nicht mehr über Probleme. Trotzdem unternahmen Ralf und Anke noch über ein Jahr hinweg gemeinsam etwas. Nach außen hin verhielten sie sich weiterhin wie ein Paar, aber im Inneren zerbröckelte die Harmonie, die immer dagewesen war. Nachdem sie aufgehört hatten, über ihre Probleme zu sprechen, redeten sie bald insgesamt nicht mehr viel miteinander. Und nach über einem Jahr platonischer Beziehung krachte es.

Ralf war es, der sagte, dass es so nicht mehr weitergehen könne. Viele Versuche, die Beziehung zu kitten, waren im Sande verlaufen, und sie hatten tausend Gelegenheiten ausgelassen, miteinander zu sprechen. Nun war klar, dass sie sich trennen würden. Sie hatten einen Mietvertrag für fünf Jahre, den sie erfüllen wollten, deshalb blieben sie nach der Trennung noch eine Weile in der gemeinsamen Wohnung. Aber das war schwierig.

Schließlich zog Anke mit einer Kollegin aus der Gemeinde zusammen, und Ralf fand eine Wohnung ganz in der Nähe ihrer alten. Nach der Erfahrung des Zusammenlebens, obwohl man getrennt war, genoss er die ersten Wochen seiner Freiheit. Doch schon nach kurzer Zeit erwischte ihn der Blues. Sein Weiblichkeitsgefühl hatte ihn zuletzt öfter befallen, und gelegentlich gesellten sich noch Lähmungssymptome hinzu. Immer häufiger verbrachte er einsame Abende vor dem Fernseher, und so blieb es nicht aus, dass er ein Bier oder einen Wein zu viel trank. Unweigerlich landete Ralf daraufhin einmal wieder in der Psychiatrie. Er blieb zwar nur zehn Tage dort, aber er wusste, dass er eine Auszeit brauchte. So bereitete er einen weiteren längeren Aufenthalt in seiner Klinik vor.

Kurz vor seinem Klinikaufenthalt nahm ein neuer Gedanke Gestalt an. Er hatte das Bedürfnis, seine Erfahrungen anderen zugänglich zu machen, und so beschloss er, ein Buch zu schreiben. Nachdem er sich intensiv darum bemühte hatte, einen Verlag zu finden, bekam er am Ende sogar eine Reihe von Zusagen. Mittlerweile hatte er in der Klinik Quartier bezogen, erholte sich ganz gut und schrieb eifrig. Und nachdem ihm auch von Seiten seines Chefs unerwartet viel Verständnis entgegengebracht wurde, ging es in seinem Leben wieder aufwärts.

Er beschloss, seine Freizeit jetzt wieder aktiver zu gestalten, und wurde ein weiteres Mal Mitglied in einem Freizeitclub. Er besuchte Kochkurse, besichtigte alte Kirchen, wanderte und spielte Bowling. Insgesamt ging es ihm deutlich besser. Der Freizeitclub betrieb auch eine Internetseite, auf der man Nachrichten platzieren konnte. Eines Tages fiel Ralf dort eine Nachricht von Alina auf. Alina hatte er schon einmal beim Walken getroffen und sich nett mit ihr unterhalten. Nun schrieb sie: »Lustige Beifahrerin sucht lustigen Fahrer.« Sie suchte eine Mitfahrgelegenheit zu einem alten römischen Freilichtmuseum. Und Ralf antwortete ihr in der Hoffnung, dass es vielleicht ein nettes gemeinsames Erlebnis werden könnte.

Es wurde ein Ausflug mit einigen Hindernissen. Erst steckten sie lange im Stau fest und hatten dadurch viel Gelegenheit, sich zu unterhalten. Dann wurde die Besichtigung wegen einer Sturmwarnung abgesagt, sodass sie den ganzen Nachmittag gemeinsam in der Stadt verbrachten, um anschließend an dem römischen Gelage teilzunehmen. Ralf fand aber, dass er einen sehr schönen Tag mit Alina verlebt hatte, und hoffte, sie wiederzusehen. Lange Zeit ergab sich aber keine Gelegenheit dazu. Deshalb rief er sie an ihrem Geburtstag an, um ihr zu gratulieren und sie zu einem Treffen zu überreden. Aus einer Verabredung wurden viele, und dann waren sie ein Paar.

Von Anfang an versuchte Ralf, mit Alina über all die Probleme zu sprechen, mit denen er zu kämpfen hatte. Dank dieser neu gewonnenen Fähigkeit und dank Viagra verbringen sie eine schöne Zeit miteinander.

Wie sieht Ralfs Alltag heute aus? Wie verbringt er seine Zeit?

Vor zwei Jahren hat er sich von Anke getrennt und lange Zeit geglaubt, es würde keine Zukunft mehr geben. Die Phasen seiner körperlichen Missempfindungen sind intensiv und lang anhaltend, aber haben in ihrer Frequenz ein wenig abgenommen. Trotz aller widrigen Umstände hat er nach seinem letzten Aufenthalt in der Klinik wieder Fuß gefasst im Alltag. Seine Aktivitäten im Freizeitclub geben ihm Halt, da er eine Beschäftigung hat. Außerdem sind ihm seine – wenn auch nicht mehr allzu zahlreichen, doch umso wundervolleren – Freunde eine sehr große Hilfe.

Diese Freunde spielen eine außerordentlich wichtige Rolle in meinem Leben. Wenn sie in diesem Buch nicht oder so gut wie nicht vorkommen, dann deshalb, weil hier meine Krankheit geschildert werden soll. Sie stellen mein normales Leben dar, das ich trotz dieser Krankheit noch führen darf. Zwei Dinge, die nicht unerwähnt bleiben sollen, ermöglichen mir, weitgehend normal zu leben: meine Medikamente und die Verhaltenstherapie.

Seit ich wieder regelmäßig Medikamente einnehme, bin ich von wilden psychotischen Assoziationskaskaden größtenteils befreit. Ich kann jetzt normal denken, arbeiten und leben. Unterstützt werde ich dabei von der Verhaltenstherapie, die ich zwischen den Klinikaufenthalten mache. So besteht mein heutiges Leben aus Arbeit, ein paar Freunden und seit Kurzem aus der wunderschönen gemeinsamen Zeit mit meiner neuen Freundin Alina. Danke euch allen. Life goes on. Always look on the bright side of life.

Zum Abschluss: Gedanken zur Rolle des Schizophrenen

Das ist die Geschichte von Ralf, meine Geschichte. Mein Leben ist ein ständiges Schwanken zwischen Wahn und Normalität. Ein langer, einsamer Pfad auf einem schmalen Grat. Es ist ein Leben, in dem man ringen muss um die normalen Momente, ein Leben, das erleuchtet wird von genialen Augenblicken, die jedoch so schnell verrinnen, dass sie umso schmerzlicher vermisst werden. So blickt man sich verwirrt um und weiß nicht mehr, was noch normal ist und wo der Wahn anfängt. Man lebt in einem Paralleluniversum, aber driftet durch die Realität der Vielen.

Gibt es überhaupt eine einzige Realität? Wahrscheinlich gibt es immens viele Wirklichkeiten, die nebeneinander existieren. Jeder lebt in seiner eigenen Wirklichkeit, nur fällt es keinem auf, weil die einzelnen Wirklichkeiten sich überlappen. Wenn also einer aus seiner Wirklichkeit berichtet, dann fallen einem die Unterschiede nicht auf, weil es noch genügend Übereinstimmungen gibt. Oder verhält es sich ganz anders?

Vielleicht gibt es nicht nur individuelle Wirklichkeiten, sondern punktuelle Möglichkeiten für Wirklichkeiten. Man kann sich das so vorstellen, dass es in jedem Augenblick, an jeder Schwelle zu einer Entscheidung immer mehrere Möglichkeiten gibt, aus denen sich dann die sogenannte Realität entwickelt. Man hat immer die Wahl, entweder in die eine oder in die andere Richtung zu gehen. Aber vielleicht sind die beiden Richtungen nur zwei verschiedene Wirklichkeiten, die beide existent sind. Vielleicht entsteht an jedem Punkt einer Entscheidung eine Vielzahl von möglichen Wirklichkeiten.

Ein Beispiel soll das erläutern. Ich habe manchmal merkwürdige Erlebnisse wie das folgende: Ich gehe auf eine Tür zu und beuge meinen Oberkörper vor, um im nächsten Moment zur Klinke zu greifen. Plötzlich wird die Tür von der anderen Seite schwungvoll aufgestoßen. Die Türkante saust um Haaresbreite an meinem Kopf vorbei. Welch ein Glück! Doch dann eine seltsame Empfindung: Ich habe plötzlich den Geschmack von Blut im Mund. Wieso das? Es gibt eine natürliche Erklärung dafür, nämlich dass durch den Schreck Adrenalin in mein Blut schießt und dadurch mein Blutdruck so stark steigt, dass einige Kapillaren im Mundinneren aufplatzen und ich tatsächlich blute.

Eine andere Erklärung wäre, dass bei der Vorstellung, was hätte passieren können, unbewusst ein Programm abläuft, das all die Nervenzellen aktiviert, die auch aktiviert worden wären, wenn ich die Tür tatsächlich an den Kopf bekommen hätte.

Doch es gibt noch einen weiteren Erklärungsansatz, den man durchaus als verrückt ansehen kann. Was, wenn es verschiedene Wirklichkeiten gäbe? Eine, in der die Tür den Kopf trifft, was zu Blutungen führt, die im Mund einen Geschmack hinterlassen, und eine, in der die Tür den Kopf knapp verfehlt. Wenn die Wirklichkeiten jeweils in sich geschlossene Einheiten und hundertprozentig voneinander getrennt wären, dürfte es keinen Geschmack von Blut im Mund geben, wenn die Tür den Kopf verfehlt hat. Aber vielleicht sind die verschiedenen Wirklichkeiten ja nicht ganz »dicht«, und es gibt eine winzige Verbindung zwischen ihnen. Was für eine verrückte Welt wäre das dann!

Welche Rolle spielen Schizophrene in dieser Welt? Vielleicht haben sie Zugang zu höheren Dimensionen und ihre Aufgabe ist eine vermittelnde. Hierzu ein kleines Gedankenspiel.

Was ist die erste Dimension? Ein Strich oder, anders ausgedrückt, die Verschiebung oder Veränderung eines Punktes. Wie ist die zweite Dimension charakterisiert? Sie ist eine Fläche oder die Veränderung einer Linie. Und weiter? Die dritte Dimension oder der Raum ist die Veränderung einer Fläche. Bei der vierten Dimension kommt die Zeit ins Spiel, denn letztendlich ist die vierte Dimension nichts anderes als die Veränderung eines Raumes im Lauf der Zeit. Nun raten Sie mal, was ich als die fünfte Dimension ansehe? Meiner Vorstellung nach ist sie nichts anderes als die Veränderung der Zeit in … Ja, dafür haben wir noch keinen Begriff.

Die fünfte Dimension ist die Dimension, in der die Zeit verändert wird. Und was erhalten wir, wenn die Zeit verändert wird? Vielleicht eine neue Wirklichkeit. Folglich wäre der Wechsel zwischen zwei hypothetischen Wirklichkeiten eine Bewegung in der fünften Dimension. Ist der Geschmack von Blut im Mund also eine minimale Veränderung in der fünften Dimension?

Ist man schizophren, wenn man solche Ideen hat? Oder muss man schizophren sein, um auf solche Ideen zu kommen? Beides würde ich klar verneinen. Bei dem Folgenden bin ich mir nicht ganz so sicher. Aber es besteht die Wahrscheinlichkeit, dass etwas Wahres dran ist.

Lassen Sie uns zunächst das Gedankenspiel mit den Dimensionen noch einmal aufgreifen. Wenn die fünfte Dimension die Veränderung der Zeit ist, was ist dann die sechste Dimension? Na, die Veränderung der Veränderung der Zeit. Anders ausgedrückt: die Veränderung des Wechsels zwischen Wirklichkeiten. Nehmen wir einmal an, dass es manchen Menschen leichter fällt, zwischen verschiedenen Wirklichkeiten zu wechseln. Ist die Schizophrenie dann womöglich eine Begabung in der sechsten Dimension?

Spätestens jetzt haben wir den sicheren Boden des real Erfassbaren verlassen und auch den letzten Bezug zur Realität verloren. Doch schreiten wir fort im Reich der Gedanken. Wenn Schizophrene darin begabt wären, zwischen Wirklichkeiten zu wechseln, könnten sie dann unter gegebenen Umständen nicht auch anderen dabei helfen, zwischen Wirklichkeiten zu wechseln?

Das soll nicht heißen, dass es ratsam wäre, in die Wirklichkeit eines Schizophrenen zu wechseln – selbst wenn es Zeiten gibt, in der diese aufregend und viel versprechend ist (das nehme ich zumindest an, denn letztlich kenne ich nur meine eigene schizophrene Wirklichkeit). Könnte man in ferner Zukunft – wenn die höheren Dimensionen besser erforscht und bekannt sind – Schizophrene vielleicht als Navigatoren einsetzen, die es ermöglichen, sich in der fünften Dimension zwischen verschiedenen Wirklichkeiten zu bewegen?

Oder besteht diese Möglichkeit schon heute? Vielleicht sind manche Wahnvorstellungen von Schizophrenen tatsächlich wahr, und sie werden wirklich verfolgt. Man denke nur an die Geschichte in dem Film ›Fletcher's Visionen‹. Oder sind die Schizophrenen womöglich unterschiedlich darin begabt, zwischen den verschiedenen Welten zu navigieren? Es gibt durchaus Beispiele – auch in der deutschen Geschichte –, in denen es einem Wahnsinnigen gelungen ist, die Welt in seine Wirklichkeit hineinzuziehen.

Was ist wirklich schizophren im negativen Sinn? Und wozu könnte Schizophrenie vielleicht gut sein? Lassen Sie uns Letzteres in der Zukunft gemeinsam herausfinden.

Meine Theorie zu Entstehung und Wesen der Schizophrenie

Liebe Leser, auf den vorherigen Seiten habe ich Sie mitgenommen auf meine Reise durch die Schizophrenie. Sie können jetzt vielleicht nachvollziehen, wie es ist, wenn man eine solche Krankheit hat. Im Laufe meiner Erkrankung habe ich mich aber auch theoretisch mit der Schizophrenie beschäftigt und bin sogar so weit gegangen, mich einem Selbsttest zu unterziehen. Die Ideen, die mir dabei kamen, sind zum Teil neu und ungewöhnlich. Dieses Buch wäre nicht vollständig, wenn ich Ihnen nicht wenigstens einen kurzen Einblick in meine gedankliche Auseinandersetzung mit der Schizophrenie geben würde.

Was die nächsten Seiten nicht sind, ist kurz gesagt: Sie sind keine wissenschaftliche Abhandlung, auch nicht der Ansatz zu einem Lehrbuch. Sowieso liefere ich für das Gesagte keine Beweise. Ausgehend von Erkenntnissen, die längst wissenschaftlicher Konsens sind, möchte ich Ihnen in aller Kürze einige Hypothesen zur Schizophrenie vorstellen.

Lassen Sie mich mit einem Modell beginnen, das in der Wissenschaft bestens bekannt ist und beschreibt, in welchem Zusammenhang Stress und individuelle Anfälligkeit für Schizophrenie stehen: dem Stress-Vulnerabilitätsmodell.

Was verbirgt sich hinter diesem kaum auszusprechenden Namen? Das Stress-Vulnerabilitätsmodell besagt nichts weiter, als dass einige Menschen anfälliger für Stress sind als andere. Also, wenn zweien das Gleiche passiert, ist das noch lange nicht dasselbe. So kann selbst bei eineiigen Zwillingen der eine schizophren werden und der andere nicht. Die Chance, als eineiiger Zwilling eines Schizophrenen ebenfalls schizophren zu werden, liegt bei etwa 50 Prozent. Was dies für den gesunden Zwilling bedeutet, hat Wally Lamb sehr gut in seinem Roman ›Früh am Morgen beginnt die Nacht‹ beschrieben.

Selbst zwei Menschen, die genetisch identisch sind, können also verschieden anfällig sein. Dies lässt sich damit erklären, dass sie, obwohl sie die gleichen genetischen Voraussetzungen für Verletzlichkeit (Vulnerabilität) gegenüber Stress mitbringen, in ihrem Leben unterschiedliche Erfahrungen gemacht haben. Dadurch, dass sie unterschiedlichen Stress-Levels ausgesetzt waren, reagieren sie bei gleicher Vulnerabilität unterschiedlich. Im Extremfall wird ein Zwilling schizophren, der andere nicht.

Andererseits kann auch ein und derselbe Stressreiz bei zwei verschiedenen Personen unterschiedliche Wirkung haben. Dies lässt sich dadurch erklären, dass sie eine unterschiedliche Stresstoleranz oder Vulnerabilität haben.

Abb. 1 zeigt den typischen Verlauf einer Stress-Vulnerabilitätskurve. Auf der horizontalen oder X-Achse ist der Grad der Vulnerabilität dargestellt, mit zunehmendem Anstieg von Verletzlichkeit im Verlauf der Achse nach rechts. Ganz links liegen also die Bereiche geringer Verletzlichkeit, ganz rechts die Bereiche hoher Verletzlichkeit. Entlang der vertikalen oder Y-Achse findet sich die Stärke oder der Grad des Stresses, von unten nach oben zunehmend. Der Bereich links von und unterhalb der Kurve zeigt den Bereich, in dem Personen nicht psychotisch werden (das betrifft 99 Prozent aller Menschen). Der Bereich rechts von und über der Kurve zeigt den Bereich, in dem Personen (zeitweise 1 Prozent aller Menschen) psychotisch werden. Die beiden eingezeichneten Kreise stehen für die eineiigen Zwillinge, die beiden Quadrate für zwei verschiedene Personen, die denselben Stress erleben, aber unterschiedlich anfällig sind.

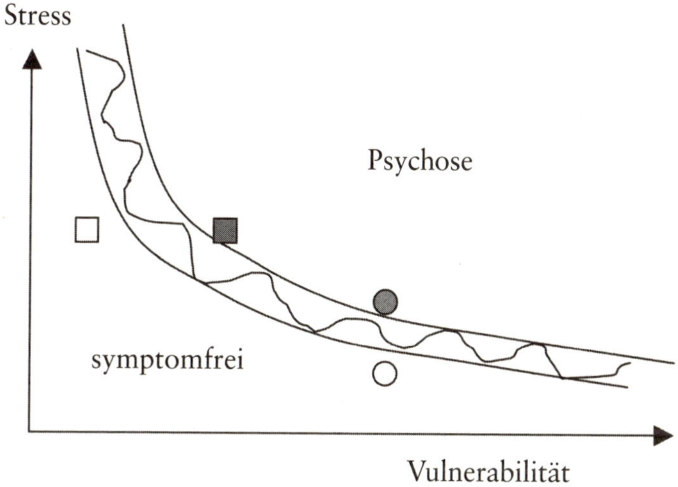

Abb. 1: Stress- Vulnerabilitätsmodell

Unterschiedlich starker Stress führt dazu, dass der eine Zwilling (weißer Kreis) nicht psychotisch wird, der andere (grauer Kreis) jedoch schon. Andererseits bewirkt gleich starker Stress bei der einen Person (weißes Quadrat) keine Psychose, bei der anderen (graues Quadrat) hingegen, dass sie psychotisch wird.

Neben Stress, der ja, wie in diesem Modell veranschaulicht, eine Psychose auslösen kann, gibt es noch andere Faktoren, die in der Stress-Vulnerabilitäts-Beziehung Einfluss haben.

Dies sind äußere und deshalb auch von der betreffenden Person beeinflussbare Faktoren. Die Grenzlinie zwischen dem symptomfreien und dem symptomatischen Bereich der Psychose kann auf zwei Ebenen beeinflusst werden: zum einen durch die Verminderung von Stress, z. B. durch weniger starke Belastung bei der Arbeit, durch eine Kur oder durch autogenes Training. Zum anderen kann auch bei der Vulnerabilität Einfluss genommen werden, etwa durch Medikamente, die die Vulnerabilität herabsetzen. Für einen Patienten wie mich ist das einer der wichtigsten Punkte: Medikamente verringern die Vulnerabilität und erhöhen dadurch die Stresstoleranz.

Die Dopaminpuffer-Hypothese

Die Dopamin-Hypothese ist eine heute gängige Hypothese, die einen Zusammenhang herstellt zwischen dem neuronalen Botenstoff Dopamin und dem Auftreten von Schizophrenie. Die Wirkung des bekanntesten Medikaments gegen Schizophrenie, Haldol, beruht auf diesem Zusammenhang. Neben Haldol gibt es mittlerweile auch andere Medikamente, in denen andere Stoffe wirksam sind, aber die Bedeutung von Dopamin ist klar erwiesen. Mit dieser allgemein bekannten Rolle von Dopamin möchte ich mich jedoch nicht beschäftigen, sondern Ihnen stattdessen die neue Dopaminpuffer-Hypothese vorstellen.

Interessant ist nämlich dies: Stress spielt, wie wir gesehen hatten, eine gewisse Rolle beim Ausbruch von Schizophrenie. Die Hormone, die bei der Stressantwort ausgeschüttet werden, sind Adrenalin und Noradrenalin. Beide werden auf demselben Wege synthetisiert wie Dopamin. Genau genommen ist Dopamin eine Vorstufe der beiden anderen. Daher gibt es meiner Meinung nach einen Zusammenhang, den ich folgendermaßen erläutern möchte.

Stress gilt generell als eine Ursache für den Ausbruch von Schizophrenie. Unbestritten ist auch die Tatsache, dass die Stoffe Noradrenalin und Adrenalin die mitentscheidenden Stoffe bei der Auslösung einer Stressreaktion sind. Ebenfalls bekannt ist, dass Dopamin ein Stoff ist, der eine entscheidende Rolle bei der Schizophrenie spielt und der in der gemeinsamen Synthesekette mit Adrenalin und Noradrenalin direkt vor diesen steht. Letztere sind bei den von Stress gebeutelten Schizophrenen häufiger erhöht. Diese ständige Erhöhung der Stresshormone bedingt auch eine zwischenzeitliche Erhöhung der Synthesevorstufe Dopamin. Da dieser Botenstoff selbst jedoch nicht in den synthetisierten Mengen benötigt wird, wird er eventuell von einem für ihn spezifischen Puffer abgefangen, der die Konzentration des Dopamin in dem gewohnten Bereich hält. Bei kurzer und schwacher Stressbelastung funktioniert dieser Mechanismus gut. Bei Stressreizen in schneller Folge oder bei großen Stressreizen könnte es jedoch sein, dass dieser Mechanismus nicht mehr greift und Dopamin nicht mehr abgepuffert werden kann.

Bevor wir zu diesem Punkt zurückkehren, möchte ich die Argumentationskette vom anderen Ende her beginnen. Wieso komme ich dazu, einen Puffer anzunehmen? Dafür gibt es mehrere Gründe, allen voran die Beobachtung, dass es Unterschiede im Langzeitverhalten der Schizophrenen gibt, je nachdem, wann in ihrem Leben sie das erste Mal psychotisch wurden. Patienten mit früher Eintrittsphase haben meist einen härteren Verlauf als solche mit später Eintrittsphase. Auch sprechen sie abhängig von ihrem Eintrittsalter unterschiedlich gut auf die Medikamente an. Dies steht für mich im Einklang mit einem langfristigen Prozess, der im Hintergrund abläuft. Deshalb möchte ich an dieser Stelle Folgendes postulieren: Im Verlauf eines langfristigen Prozesses findet eine langsame Veränderung statt, die einen sehr späten, dann aber umso rascheren Effekt hat. Die lange Vorlaufphase könnte dadurch begründet sein, dass zunächst etwas abgesättigt werden muss, ein Puffer, bevor die Effekte so eintreten können, wie sie eintreten.

Wenn man nun das physikalische Verhalten eines Puffers betrachtet, findet man exakt so einen Verlauf. Nehmen wir das bekannteste Beispiel, einen pH-Puffer. Wenn ein Puffer vorhanden ist, kann man eine Lauge zu einer Säure geben, und trotzdem verändert sich der pH-Wert über lange Zeit nur minimal. Erst wenn der pH-Puffer abgesättigt ist, ändert sich der pH-Wert rasant. Bei einem Großteil der Schizophrenieverläufe scheint dies ähnlich zu sein: Es gibt eine lange Vorlaufphase mit kaum merklichen Veränderungen und dann plötzlich eine deutliche Veränderung in der akut psychotischen Phase (siehe Abb. 2). Es gibt also Grund zu der Annahme, dass jeder Mensch einen solchen Puffer hat, dass er aber bei 99 Prozent der Bevölkerung nie komplett abgesättigt wird. Schizophrene mit einem frühen Krankheitseintritt und

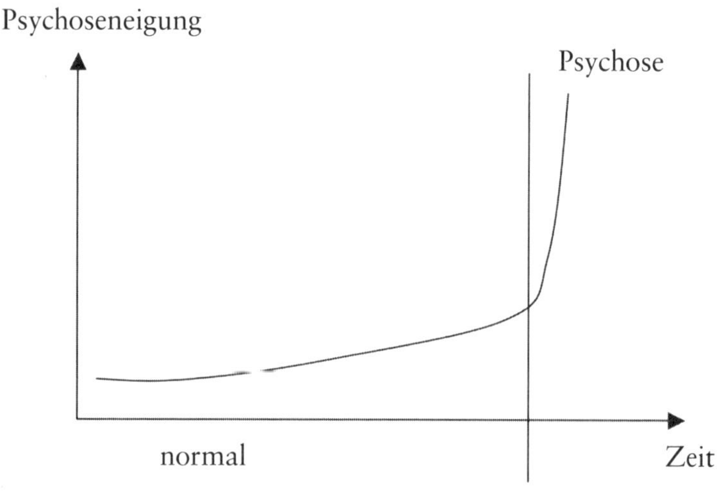

Abb. 2: Psychoseverlauf

einem harten Verlauf weisen vermutlich noch weniger Puffer auf als ihre Leidensgenossen mit einem späteren Eintrittsalter.

So viel zur Dopaminpuffer-Hypothese. Wie wirkt sich dieser Dopaminpuffer nun im Stress-Vulnerabilitätsmodell aus? Dies ist in Abb. 3 dargestellt.

Wenn ein Stressreiz auf einen Menschen einwirkt, dann bewegt er sich im Stress-Vulnerabilitätsmodell nach oben (Szenario A). Bei Stress könnte vermehrt Dopamin freigesetzt werden. Dadurch wird automatisch etwas von dem Puffer abgesättigt, d.h., die Person bewegt sich nicht nur nach oben, sondern auch nach rechts. Das sagt nichts anderes aus, als dass eine Person im bereits gestressten Zustand etwas vulnerabler ist als im ungestressten. Ist der Stress vorbei, sinkt die Person im Stress-Vulnerabilitätsmodell nach unten. Parallel dazu entsättigt sich der Puffer langsam wieder.

Was passiert aber, wenn ganz schnell ein neuer Stressreiz kommt, und zwar bevor der Puffer wieder vollständig entsättigt ist? Dann passiert, was in Szenario B dargestellt ist. Der nächste Stressreiz verschiebt die Person ein bisschen weiter nach rechts auf der Vulnerabilitätsskala. So wirken möglicherweise mehrere nicht ganz so große Stressreize wie ein einziger großer, indem sie die Person über die Schwelle zwischen normal und psychotisch pushen.

Ich behaupte also, dass sich die Position einer Person im Stress-Vulnerabilitätsmodell mit der Zeit ändern kann, nämlich dann, wenn der Dopaminpuffer langsam abgesättigt wird. Die Symptomatik kann sich im Lauf der Zeit verstärken, bis sich die Krankheit schließlich chronifiziert (siehe Abb. 4).

In Szenario A ist das Verhalten bei einem einzelnen starken Stressreiz mit Überqueren der Grenze zur Psychose dargestellt. Nach dem Abklingen des Stresses kommt der Puffer aller-

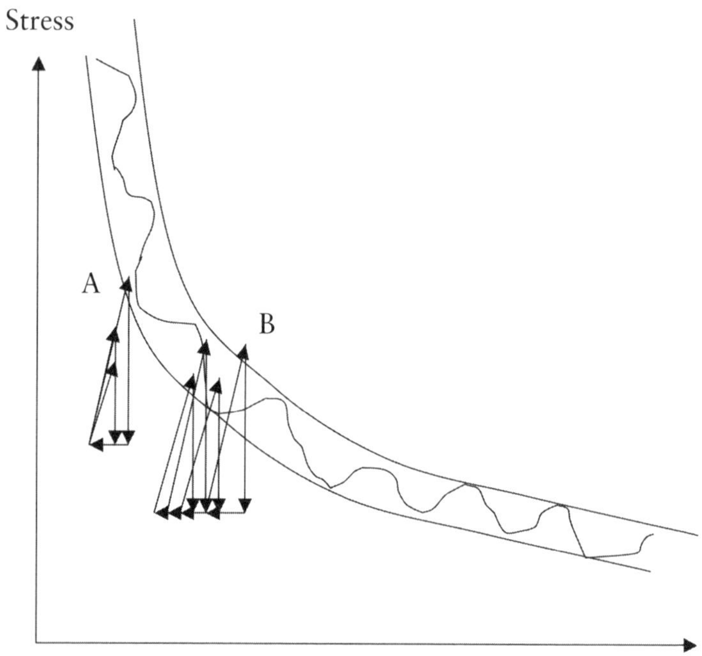

Abb. 3: Vulnerabilitätsveränderung durch Stress

dings schnell wieder in normale, nichtpsychotische Bereiche. Der Rückbildungsprozess des Puffers verläuft also normal. Wenn dieser Prozess aber geschädigt ist, kommt man eventuell nicht mehr zurück zu den Ausgangswerten. Dadurch kann es passieren, dass sich die Symptomatik im Laufe der Zeit verschlimmert und es zur Chronifizierung der Krankheit kommt (Szenario B).

Mit den Annahmen unterschiedlicher Puffermengen und unterschiedlich guter Rückbildungsfähigkeiten lassen sich also gut die starken Unterschiede im Krankheitsverlauf bei verschiedenen Schizophrenen erklären. Bei manchen tritt nur einmal im Leben ein psychotisches Ereignis auf, bei anderen kann es zur Chronifizierung kommen.

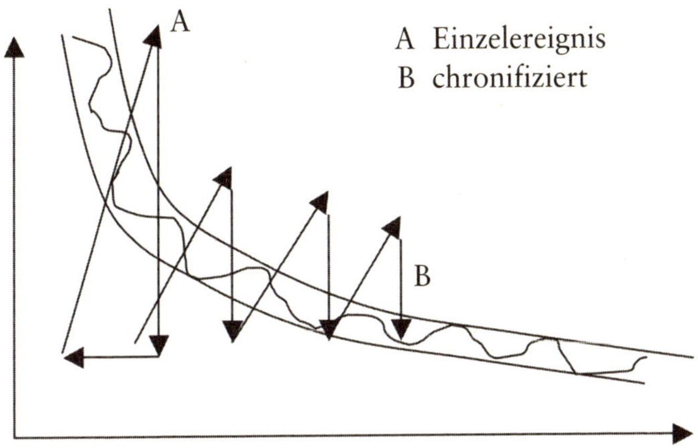

Abb. 4: Stress-Vulnerabilitätsmodell in der Langzeitentwicklung

Laut Lehrbuch haben Patienten, bei denen eine Psychose früh auftritt, eine schlechtere Prognose als solche, bei denen sie spät auftritt. Dies könnte ein Hinweis darauf sein, dass bei diesen Personen der Puffer schneller abgesättigt wird als bei Personen, die einen späten Krankheitseintritt haben. Bei Zwillingen ist die Konkordanz umso größer, je schwerer die Fälle sind. Auch dies stimmt mit dem Vorhandensein eines Dopaminpuffers überein.

Wie gesagt: Ich liefere keine Beweise, sondern möchte nur die Hypothese aufstellen, dass im Vorfeld des Ausbruchs der Psychose eine Art Puffer, vermutlich für Dopamin, abgesättigt wird. Dieser Prozess wird durch ständigen Stress schon dadurch begünstigt, dass neben den Stresshormonen Adrenalin und Noradrenalin auch deren Synthesevorstufe vermehrt gebildet wird und so den hypothetischen Puffer absättigt. So kommt es bei vollständiger Sättigung schließlich zur Krise und zum Ausbruch der Krankheit.

Refokussierung des Informationsfilters unter Angst

Kommen wir nun zu einem anderen Aspekt und einer neuen Hypothese, der These über die Refokussierung des Informationsfilters. Bevor ich jedoch darauf näher eingehe, möchte ich Ihnen ganz kurz erklären, wie die Informationsverarbeitung funktioniert und wie sie bei Schizophrenen verändert ist. Diese Thematik ist übrigens in Manfred Spitzers Buch ›Gehirn im Netz‹ sehr gut beschrieben.

Wenn z. B. durch ein bestimmtes Wort ein definiertes Nervenareal erregt wird, werden gleichzeitig auch Neurone miterregt, die ähnliche semantische Inhalte codieren. Wenn also das Neuron für »weiß« erregt wird, wird gleichzeitig auch jenes für »schwarz« und z. B. das für »Schnee« in einen leichter erregbaren Zustand versetzt. Diesen Effekt nennt man die »semantische Bahnung«. Bei Schizophrenen ist es nun so, dass viel größere Areale erregt werden als bei Gesunden. Beispielsweise wird mit »weiß« neben »schwarz« auch »Nacht« miterregt. Also ergibt sich hier eine Assoziation zwischen »weiß« und »Nacht«. Bei Schizophrenen gibt es also eine breitere semantische Bahnung als bei Normalen. Doch kommen wir zurück zur Refokussierung des Informationsfilters unter Angst.

In Gefahrensituationen ist eine geschärfte Wahrnehmung enorm wichtig. Auslöser für diese geschärfte Wahrnehmung ist oft die Angst. Unter Angst entwickelt sich ein gewisses Wahrnehmungstalent für Gefahren, ein »Warnsinn« prägt sich aus – auch der sogenannte »Wahnsinn« ist gekennzeichnet durch eine erhöhte Wahrnehmungsfähigkeit. Der Warnsinn ist die Fähigkeit, drohende Gefahren schon früh zu erkennen, ja fast schon zu erahnen. Ein Mensch mit einem solchen Wahrnehmungstalent, also einer, der Gefahren quasi wittern kann, war für die urzeitmenschliche Gruppe wahrscheinlich von enormer Wichtigkeit. Man verließ sich auf seine Wahrnehmung, da sie für jeden in der Gruppe von Vorteil war.

In einem Zustand erhöhter Aufmerksamkeit ist der Informationsfilter weit geöffnet. Dies birgt jedoch die Gefahr der Reizüberflutung und des anschließenden Abdriftens in die Psychose. Um dies zu verhindern, musste die Gruppe die betreffende Person auffangen und vor zu vielen Informationen von außen abschirmen. So konnte sie ihre Rolle als Warner optimal erfüllen. Etwa so könnte zu Urzeiten der Wahnsinn ein für die Gruppe wichtiger Warnsinn gewesen sein.

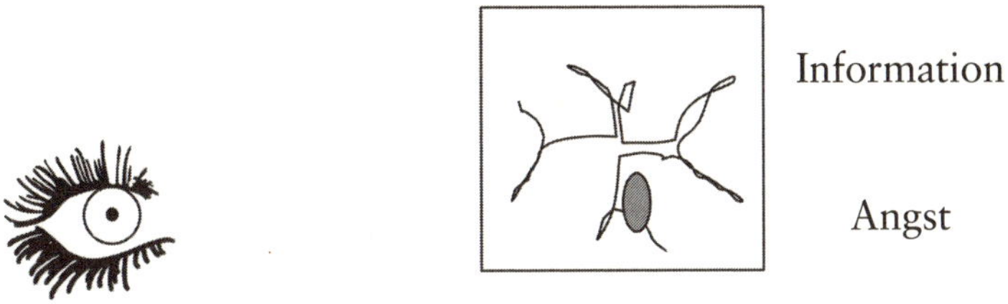

Abb. 5: Informationsfokus Angst

Doch zurück zum Informationsfilter. Der Öffnungsgrad des Filters hängt von verschiedenen Faktoren ab. Im Normalzustand ist der Filter in einer bestimmten Weite geöffnet, und eine gewisse Menge an Informationen geht durch. Angst bewirkt eine größere Öffnung des Filters, weil dadurch höhere Aufmerksamkeit erzielt wird, die dafür sorgt, dass man auf Gefahrensituationen schneller reagieren kann. Ist der Filter bei größerer Öffnung durchlässiger für Informationen, erhöht sich auch die Wahrscheinlichkeit für Assoziationen – und damit auch für unsinnige Assoziationen. Lässt die Angst dann nach, beginnt sich der Filter wieder zu schließen und kehrt allmählich in seinen Ausgangszustand zurück. Zwischen Öffnen und Schließen des Filters kann sich jedoch der Aufmerksamkeitsfokus verschieben. Wie kommt das und wie funktioniert das? Ich möchte dies zunächst anhand der evolutiven Bedeutung der Angst und der Reaktion darauf erläutern.

Wenn man sich in einer Situation befindet, in der ein Angst auslösender Reiz auftritt, dann werden alle Neurone, die gleichzeitig mit diesem Reiz aktiviert sind, verstärkt. Es setzen Mechanismen ein, durch welche diese Neurone bevorzugt wieder erregt werden. Hierzu ein Beispiel: Eine Person hört das Knacken eines Astes, und kurz darauf taucht ein Wolf auf. Das Knacken des Astes hat bei der Person wahrscheinlich noch keine Angstreaktion ausgelöst, das Auftauchen des Wolfes tut das garantiert. In Zukunft wird die Person beides miteinander in Verbindung bringen, sodass das Knacken eines Astes bei ihr immer auch eine Angstreaktion auslöst – der Fokus der Aufmerksamkeit hat sich verschoben. Wenn nun der Zustand der Angst wieder nachlässt, hat sich also der Fokus der Aufmerksamkeit, des Interesses dauerhaft verschoben.

Die zuvor erwähnte breitere semantische Bahnung beim Schizophrenen hat zur Folge, dass auch entlegene Informationsbereiche in den Fokus rücken und dass plötzlich Dinge Angst auslösend sind, die einem Normalsterblichen völlig unbedeutend erscheinen. So verstrickt sich der Schizophrene immer weiter in Angst auslösende Reize.

Hinzu kommt, dass bei der Gefahrenerkennung/Angstvermeidung während der Psychose ein negativer Feedback-Mechanismus stattfindet. Es wird zwar keine Gefahr erkannt, aber es wird eine erwartet, und diese vermeintliche Gefahr wird anschließend vermieden. Daraufhin bekommt der Schizophrene das Feedback, dass es richtig war, diese Gefahr zu vermeiden, weil ja nichts passiert ist. Folglich macht er es beim nächsten Mal genauso. Auf diese Weise entsteht von vornherein eine virtuelle (aber völlig unbegründete) Gefahr, die man gemäß Feedback real vermieden hat. So gerät der Schizophrene immer weiter in einen fatalen Kreislauf aus Angst auslösenden Reizen und der Vermeidung imaginärer Gefahren.

1: Normalzustand

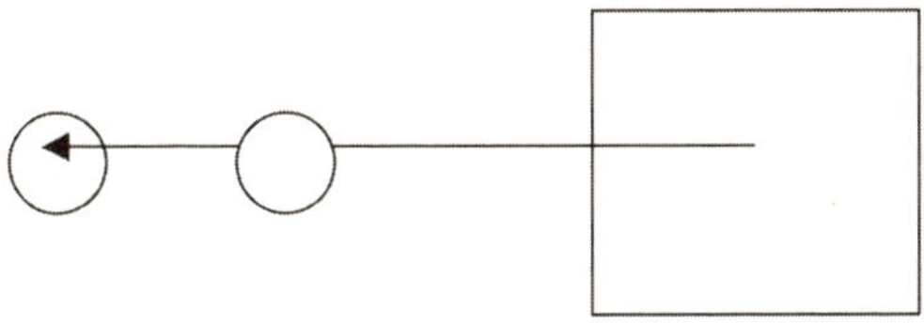

2: Aufgrund eines Angstsignals öffnet sich der Filter.
Es geht mehr Information durch.

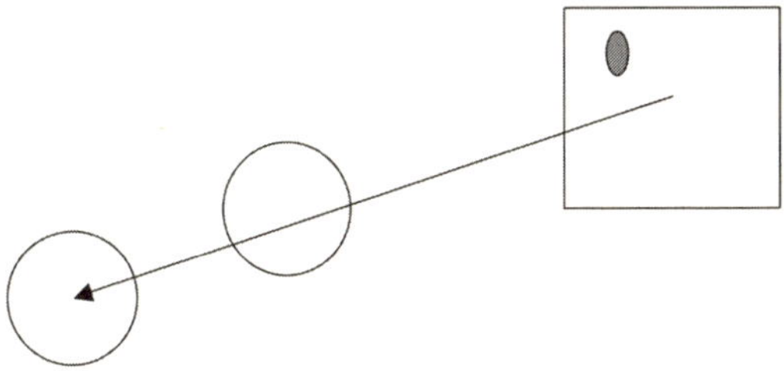

3: In einer Abkühlphase schließt sich der Filter wieder. Allerdings verschiebt sich der Blickwinkel so, dass der Angst auslösende Teil in den Fokus der Aufmerksamkeit gerückt wird.

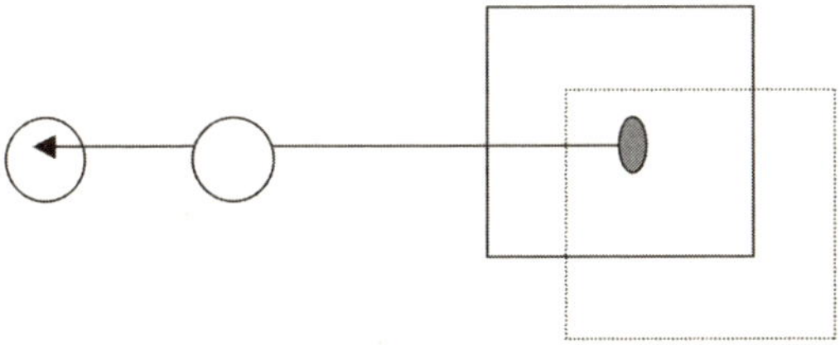

Abb. 6: Rekalibrierung des Informationsfilters

Nun komme ich zu einer weiteren Hypothese, dem Hauptanliegen dieses Theorieteils: dem Fehlerratenmodell bei der Schizophrenie. Dieses Modell liefert meiner Meinung nach eine gute Erklärung für das Auftreten der Schizophrenie. Doch es kann noch mehr. Es kann Phänomene anderer psychischer Krankheiten erklären, etwa warum viele Autisten, so genannte »Savants«, Inseln der Hochbegabung besitzen.

Das Fehlerratenmodell bei der Schizophrenie

Erneut ein schwieriges Wort, aber relativ einfach erklärt. Kurz gesagt: Jeder macht Fehler. Auch beim Übertragen von Informationen passieren immer wieder Fehler. Diese treten unter bestimmten Bedingungen mit einer bestimmten Rate auf. Diese Fehlerrate darf umso höher sein, je geringer die Informationsmenge ist, die übertragen wird. Bei großen Mengen an Information und einer hohen Fehlerrate verrauscht die Information.

Dieses ursprünglich für die Vermehrung von Viren von Manfred Eigen (in ›Stufen zum Leben‹ in den Grundzügen nachzulesen) aufgestellte Gesetz erklärt, warum Viren sich optimal an ihre Umwelt anpassen, indem sie viele Fehler bei der Weitergabe ihres Erbgutes machen und sich mit ihrer Mutationsrate immer dicht an einer Fehlerschwelle halten. Deshalb ist es auch so schwierig, einen Impfstoff gegen das Grippevirus zu entwickeln. Ein weiteres Beispiel, das wir alle aus unserer Kindheit kennen, ist das Spiel »Stille Post«. Während die Information, laut gesprochen, nahezu fehlerfrei weitergegeben wird, schleicht sich beim Flüstern eine hohe Fehlerrate ein, die Information verrauscht, und man hat am Ende einen ganz anderen Satz als am Anfang der Flüsterkette.

So können – etwa bei der verbalen Weitergabe von Information – Bedingungen eintreten, die typisch für die sogenannte »Fehlerschwelle« sind. Information kann an dieser Schwelle verrauschen.

Welche Rolle spielt nun das Fehlerratenmodell bei der Schizophrenie? Die verschiedenen Ausprägungen der Schizophrenie sind vielleicht auf Folgendes zurückzuführen: Durch die Erhöhung der Aktivitäten werden bei unterschiedlichen Personen je nach Ausgangslage verschiedene Verhaltenspotenziale an die Fehlerschwelle herangeführt.

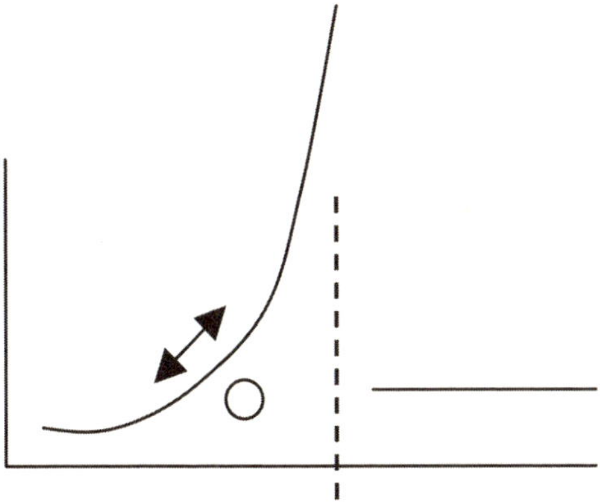

Abb. 7: Fehlerschwelle

In der Schizophrenie sind bestimmte Sinnes- und auch Denkfähigkeiten stark verändert. So kommt es etwa bei der Verarbeitung von Sinneseindrücken dazu, dass etwas wahrgenommen wird, das gar nicht existiert. Deshalb hören Schizophrene z. B. Stimmen, wenn eigentlich gar nichts zu hören ist. Wohlgemerkt geschieht dies nicht bei der eigentlichen Sinneswahrnehmung, sondern bei der zentralnervösen Verarbeitung.

Eine mögliche Erklärung hierfür ist, dass eine Fähigkeit, etwa die Fähigkeit zur Rekonstruktion von Informationen aus unvollständigen Quellen, gesteigert ist, und zwar so, dass aus immer weniger Ausgangsinformationen sinnvolle Informationen herausgefiltert werden. Irgendwann ist diese Fähigkeit dann so weit gesteigert, dass auch aus nicht vorhandenen Informationen etwas scheinbar Sinnvolles extrahiert wird. Der Warnsinn wird zum Wahnsinn.

Fassen wir das bisher Gesagte noch einmal kurz zusammen: Das Fehlerratenmodell ist ein Konzept, das ursprünglich aus der Evolutionsforschung an Viren stammt. Ich hatte mir die Freiheit genommen, dieses Konzept auf andere Phänomene anzuwenden. Am Beispiel der Flüsterkette hatte ich Ihnen gezeigt, wie sich bei der Weitergabe von Informationen unausweichlich Fehler einschleichen. Wir hatten gesehen, dass ein Zusammenhang besteht zwischen der Menge der weitergegebenen Informationen und der Menge der Fehler, die toleriert werden. Und dies wird jetzt wieder wichtig, wenn es um das Fehlerratenmodel bei der Schizophrenie geht.

Nun müssen wir uns noch mit der genetischen Heterogenität befassen und damit, dass jeder Mensch ausgestattet ist mit einem gewissen Spektrum an geistigen Fähigkeiten, über die er Herr ist. Jeder von uns bringt für diese vielen verschiedenen Fähigkeiten unterschiedlich ausgeprägte Talente mit. Der eine ist ein herausragender Sportler, die andere hat eine kreative Ader, wieder ein anderer hat einen ausgeprägten Ordnungssinn – wir können diese Beispielliste nahezu unbegrenzt fortsetzen.

Wenn wir das bisher Gesagte nun kombinieren, kommen wir zu dem Schluss, dass bei all unseren Fähigkeiten unsere Talente einer gewissen Verteilung unterliegen – meiner Auffassung nach auch auf der Fehlerkurve. Diese Fähigkeiten stehen etwa am linken unteren Ende einer Skala (Bild A). Eine Steigerung in diesem Bereich würde bewirken, dass man sich in der Fähigkeit verbessert und dadurch auch ein bisschen näher an die Fehlerschwelle gerät.

Nun kann man auch mit einer Fähigkeit ausgestattet sein, die bereits gefährlich nahe an der Fehlerschwelle liegt. Ein äußerer Reiz, der diese Fähigkeit noch steigert, könnte den Effekt haben, dass die Fehlerschwelle überschritten wird und dass die mit dieser Fähigkeit verbundenen Informationen verrauschen (Bild B).

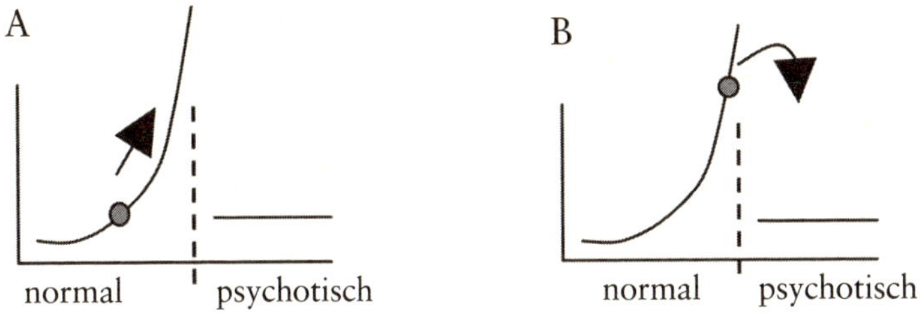

Abb. 8: Fähigkeiten im Fehlerratengraph

Schizophrene zum Beispiel haben eine ausgeprägte Fähigkeit zur Assoziation, und diese Fähigkeit lässt sich durch Training oder äußere Reize noch steigern. Zunächst hat man tolle Einfälle in den verschiedensten Bereichen, mit denen man sich gerade beschäftigt, doch schließlich kreuzt man die Fehlerschwelle, weshalb die Assoziationen unlogisch und nicht mehr nachvollziehbar werden.

Doch die Unlogik erscheint nur von außen betrachtet als Unlogik. Im Inneren des Psychotikers machen die Assoziationen durchaus Sinn, laufen aber so schnell ab, dass der Psychotiker nur jede soundsovielte mitteilen kann. Insofern ist in dem, was er sagt, für andere kein Sinn mehr vorhanden. In den Gedanken des Psychotikers hingegen ist die logische Folge intakt.

Lassen Sie mich dafür ein Beispiel geben: Woran denken Sie, wenn Sie das Wort »weiß« hören? Man kann viele verschiedene Assoziationen dazu haben und an »schwarz« denken, an »Brautkleid« oder an »Schnee« usw. Nehmen wir an, der Schizophrene hat bei »weiß« an »Schnee« gedacht, dies aber nicht gesagt, weil er im nächsten Moment schon an »Mount Everest«, dann an »Reinhold Messner«, daraufhin an »Bruder« und schließlich an »Absturz« gedacht hat. Falls er nun »Absturz« sagt, dann klingt diese Assoziation doch komisch, oder? Irgendwann ist es dann auch beim Schizophrenen so weit, dass der Faden abreißt und die Assoziationen unlogisch werden. Dann hat er die Fehlerschwelle überschritten.

Nun möchte ich eine weitere Behauptung aufstellen, die meiner Meinung nach ein Schlüssel zum Verständnis der Schizophrenie ist. Betrachten wir zunächst einmal Fähigkeiten an sich. Manche von ihnen sind miteinander verbunden und beeinflussen sich gegenseitig. Wenn man etwa ein guter Sprinter ist und seine Fähigkeit über einen längeren Zeitraum intensiv trainiert, dann wird man eines Tages feststellen, dass man sich auch im Weitsprung verbessert hat – die Fähigkeiten Weitsprung und Sprint sind also bis zu einem gewissen Grad gekoppelt. Oder: Ein Mädchen übt regelmäßig Geige und verbessert dadurch seine Fähigkeit, Geige zu spielen. Wird es dann nicht eines Tages im Musikunterricht feststellen, dass es auch besser Noten lesen kann und ein besseres Verständnis für Musik hat?

Manche Fähigkeiten sind allerdings nicht miteinander verbunden. So wird das bessere Beherrschen der Geige wahrscheinlich keinen großen Einfluss auf die Weitsprungfähigkeit des Mädchens haben.

Welche Fähigkeiten sind verwandt? In erster Linie mentale Fähigkeiten wie etwa die Fähigkeit zur Verarbeitung von Sinneseindrücken (allerdings nicht die Sinneswahrnehmungen selbst, sondern deren mentale Verarbeitung), darüber hinaus

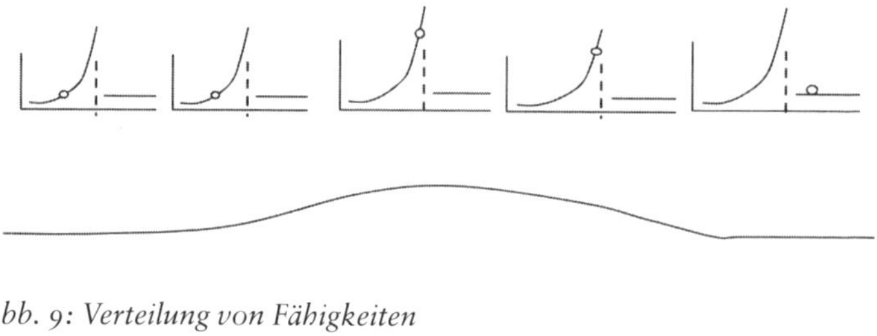

Abb. 9: Verteilung von Fähigkeiten

die Assoziationsfähigkeit, die Merkfähigkeit, die Konzentrationsfähigkeit, die Sprachfähigkeit, die Kombinationsgabe und die Kommunikationsfähigkeit, um nur einige zu nennen. Auch für diese Fähigkeiten gilt meiner Meinung nach, dass wir durch das Training der einen gleichzeitig die anderen mittrainieren.

Manche Fähigkeiten zeigen also ein gewisses Verwandtschaftsverhältnis und sind miteinander gekoppelt.

Je näher verwandt die Fähigkeiten sind, desto näher beieinander werden sie auch auf der Fehlerkurve liegen. Meiner Meinung nach liegen bei Schizophrenen mehrere Fähigkeiten dicht an der Fehlerschwelle. Lassen Sie mich dies an einem Beispiel aus meiner eigenen Psychoseerfahrung zeigen.

Bedauerlicherweise habe ich mehrere Male den Übergang in eine Psychose mitgemacht, und manchmal hat der Wissenschaftler in mir den Schizophrenen in mir dabei begleitet. Es gibt eine Reihe von Symptomen, die normalerweise beim Übergang in eine Psychose auftreten. Doch sie treten weder immer vollständig noch immer in der gleichen Reihenfolge auf. Ja, teilweise ist es mir passiert, dass ein Symptom, das eigentlich typisch für die Hochphase der Psychose war, isoliert auftrat. Einen solchen Fall möchte ich im Folgenden schildern.

In der Hochphase der Psychose habe ich normalerweise viel Kaffee und Nikotin konsumiert und bin von Panik getrieben in der Wohnung auf und ab gegangen. Dabei habe ich so wild assoziiert, wie man es sich kaum vorstellen kann. Gleichzeitig hat sich auch meine visuelle Wahrnehmung verändert: Ich habe viel stärker fokussiert, sodass mir weit Entferntes näher erschien, als es eigentlich war. Kleine Wortfetzen auf Zetteln (auch in kleiner Schrift) oder bestimmte Muster auf der Tapete sprangen mich förmlich an. Dies war das Material, das Holz für das Feuer meiner Assoziationen. (Es gab noch weitere

Symptome, wie Verfolgungswahn, Stimmen hören, Ruhelosigkeit, aber darauf will ich an dieser Stelle nicht näher eingehen.)

Dann passierte jedoch an einem ganz normalen Tag etwas, das mich stutzig machte: Ich hatte eine rote Ampel übersehen, woraufhin meine Freundin neben mir sich furchtbar aufregte und mich anschrie, ich solle besser aufpassen. Reichlich aufgeregt kam ich kurz danach zu Hause an, machte mir noch einen Kaffee, und plötzlich war da diese komische fokussierende visuelle Wahrnehmung, die ich aus der Hochphase der Psychose kannte. Ich bekam zunächst Panik, beruhigte mich aber wieder, und nach ein paar Stunden ging die visuelle Störung wieder weg. Ich war nicht in die Psychose abgedriftet.

Doch mir wurde dadurch klar, dass die Psychose aus verschiedenen voneinander – zumindest teilweise – unabhängigen Symptomen besteht. Normalerweise tauchte die visuelle Störung in der akuten Psychose – also sehr spät – auf, und das irritierte mich. Erst einige Zeit danach kam mir eine Idee dazu.

Die Symptome der Schizophrenie haben alle mit bestimmten Fähigkeiten zu tun, und zumindest einige dieser Fähigkeiten befinden sich sehr nahe an der Fehlerschwelle. Man kann sie sich wie an einer Perlenschnur aufgereiht vorstellen (die Punkte auf der Fehlerkurve in Abb. 10). Wird nun eine Fähigkeit (ein Punkt) von außen stimuliert (Pfeil), z. B. durch Stress oder Angst, dann schiebt sich diese Fähigkeit näher an die Fehlerschwelle (der Punkt bewegt sich auf der Fehlerkurve nach rechts). Da sie aber einen – zumindest geringfügigen – Einfluss auf verwandte Fähigkeiten hat, kann eine andere Fähigkeit die Fehlerschwelle überschreiten und wird so zum Symptom (schwarzer Punkt). Möglicherweise hat dieses Symptom eine rückkoppelnde Wirkung auf die anderen Fähigkeiten, sodass sie sich erneut verschieben (auf der Fehlerkurve nach rechts bewegen). Aus diesem Grund bekomme ich in dem Beispiel mit der Ampel Panik, als die gestörte visuelle Wahrnehmung einsetzt. Es kann also den Fall geben, dass mehrere sich gegenseitig beeinflussende Fähigkeiten sich selbst über die Fehlerschwelle direkt in die Psychose pushen.

In den Hochphasen der Psychose waren es zum Beispiel die wilden Assoziationen, die immer wieder Angst bei mir auslösten. Dies führte dann irgendwann dazu, dass ich Stimmen hörte. Und das Stimmenhören war oft gepaart mit Verfolgungswahn. Hinzu kamen ein starker Bewegungsdrang und schließlich die beschriebenen Sehstörungen. Auch andere Phänomene traten, wie im autobiografischen Teil des Buches beschrieben, gelegentlich auf. Doch die Reihenfolge ihres Auftretens konnte mal so und mal anders sein.

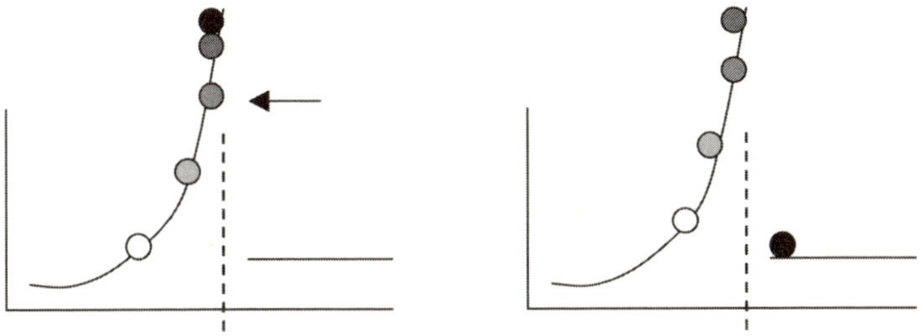

Abb. 10: Über die Fehlerschwelle geschoben

Abbildung 11 zeigt die Psychoseauslösung im Stress-Vulnerabilitätsmodell: Eine Eigenschaft wird durch von außen kommenden Stress näher an den Übergang normal/psychotisch heranbewegt. Gleichzeitig übt sie auf alle anderen Eigenschaften, die mit ihr assoziiert sind, ebenfalls einen Schub aus, wenn auch in geringerem Maße. Die Veränderung löst häufig Angst aus, was diesen Mechanismus wiederum verstärkt. So ziehen sich die verschiedenen Fähigkeiten selbstverstärkend gegenseitig über den Grenzbereich zwischen normal und psychotisch. Man bekommt einen neuen psychotischen Schub.

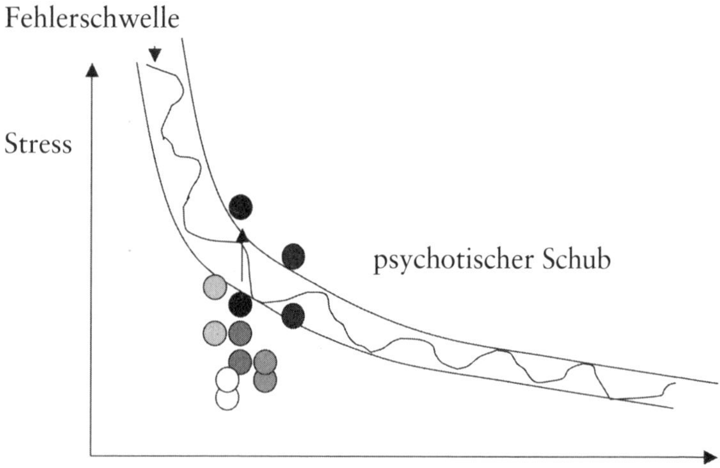

Abb. 11: Psychoseauslösung im Stress-Vulnerabilitätsmodell

Abschließend bleibt noch eine Frage offen: Was treibt die einzelnen Fähigkeiten über die Fehlerschwelle? Diese Frage ist relativ leicht zu beantworten, und ich möchte dabei Bezug nehmen auf den Abschnitt »Refokussierung des Informationsfilters unter Angst«: Der Filter öffnet sich bei Angst, und anschließend verschiebt sich der Fokus. Auf einen anderen Aspekt bin ich dabei aber noch nicht eingegangen: Was passiert, wenn sich der Informationsfilter öffnet, außerdem noch? Ganz einfach, es strömen mehr Informationen ein. Nun besteht ein direkter Zusammenhang zwischen der Informationsmenge und der Anzahl der zulässigen Fehler. Je größer die Informationsmenge ist, desto weniger relative Fehler sind zulässig, bevor die Information verrauscht und über die Fehlerschwelle kippt. Je mehr Informationen aber bei größerer Öffnung des Filters hereinkommen, desto mehr driftet das System (die Fähigkeit, für die diese Informationen relevant sind, also z. B. das Assoziieren) auf die Fehlerschwelle zu.

Zusammenfassend gesagt: Angst verursacht eine größere

Öffnung des Informationsfilters. Durch das darauffolgende Zuviel an Informationen wird die Informationsweitergabe immer fehlerhafter, schließlich verrauscht die Information, was sich als ein Hineingezogenwerden in die akute Psychose äußert.

An dieser Stelle möchte ich noch auf einen Punkt eingehen, der von allgemeinerer Bedeutung ist. Es besteht in unserer Gesellschaft ein Hang, sich mehr auf die Schwächen als auf die Stärken zu konzentrieren. Betrachten wir, was dies für Auswirkungen auf die miteinander gekoppelten Fähigkeiten im Fehlergraph hat. Eine Konzentration auf eine Schwäche bewirkt eine Verschiebung der auf der Fehlerkurve etwas weiter links liegenden Fähigkeit nach rechts, wobei sich die weiter rechts liegenden Fähigkeiten mitverschieben, wenn auch geringfügiger. Doch da sie von vorneherein näher an der Fehlerschwelle liegen, gelangen sie dadurch in einen kritischen Bereich und können die Fehlerschwelle auch überqueren. Wenn man sich stattdessen auf seine Stärken konzentriert, dann zieht man auf der Fehlerkurve weiter links liegende, schwächere Eigenschaften mit, kommt aber nur selten in Gefahr, die Fehlerschwelle zu überschreiten. Wenn man die am weitesten rechts gelegene Fähigkeit trainiert, gibt es einen natürlichen Mechanismus, der meistens Einhalt gebietet, bevor man die Fehlerschwelle überschreitet.

Wenn wir uns also auf unsere Stärken konzentrieren und sie trainieren, dann gelangen wir dadurch in immer leistungsfähigere Bereiche (»genius spot«), ohne in anderen Bereichen Gefahr zu laufen, die Fehlerschwelle zu überschreiten. Wie viel erfüllender ist es zudem, in einem Gebiet erfolgreich zu sein, für das man bereits Talent mitbringt, als sich in einem Gebiet abzumühen, für das man wenig Talent mitbringt.

Es wäre auch im Rahmen der Psychosevermeidung sinnvoll, sich auf seine Stärken zu konzentrieren statt auf seine Schwächen. Eine sinnvolle grundsätzliche Vermeidungsstrategie ist daher, schon früh im Leben herauszufinden, wo die eigenen Stärken und Schwächen liegen, und sich dann auf die Stärken zu konzentrieren.

Aus dem bisher Gesagten lässt sich folgern, dass Phänomene wie Reizüberflutung (bei einem zu weit geöffneten Informationsfilter) und Fremdbestimmung (Konzentration auf Schwächen statt auf Stärken) einen fatalen Einfluss auf die geistige Entwicklung haben können.

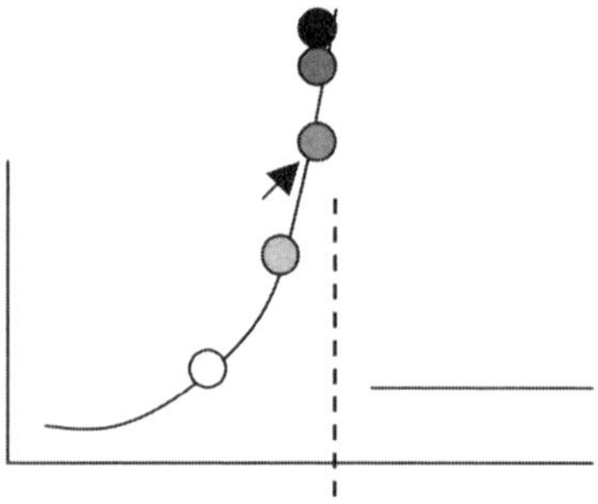

Abb. 12: Schwächen und Stärken im Fehlerratengraph

Ich möchte diesen Abschnitt mit einem Beispiel beenden, das ich mit Hilfe des Fehlerratenmodells interpretiere. Dieses Beispiel soll zeigen, wie sich meine Kreativität, gemessen an der Anzahl der für dieses Buch geschriebenen Seiten, während einer Psychose verhielt. Abb. 13 zeigt dies graphisch.

In das Diagramm habe ich eingezeichnet, wie viele Seiten pro Tag ich jeweils geschrieben habe. Die Rahmenbedingungen waren weitgehend konstant, da ich mich zu dieser Zeit in einer Klinik für Psychotherapie befand und Tag für Tag vergleichbare Abläufe hatte. Die Zahl der geschriebenen Seiten wurde also kaum von äußeren Umständen beeinflusst – der einzige Einfluss darauf war meine Kreativität. Es sollte noch vorausgeschickt werden, dass ich etwa ab dem Tag, an dem ich zwanzig

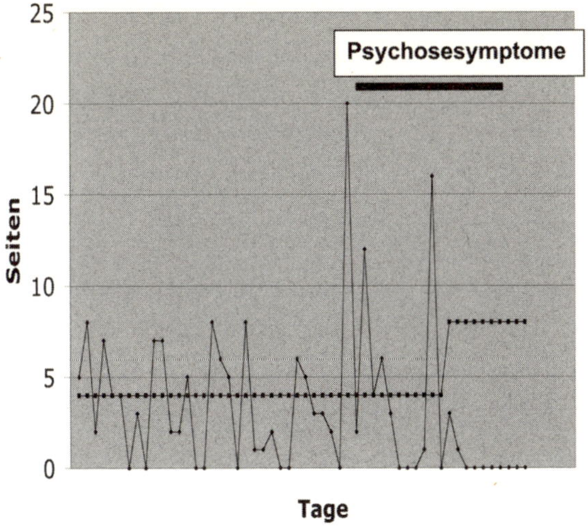

Abb. 13: Kreativität beim Übergang in die Psychose

Seiten schrieb, deutliche Psychosesymptome (schwarzer Balken) hatte. Nach etwa zehn Tagen mit diesen Symptomen hielt ich es nicht mehr aus und klärte meine Ärzte über meinen Zustand auf. Daraufhin wurde meine Medikamentendosis verdoppelt.

Ich hatte meine Fähigkeit »kreatives Schreiben« in den vorangegangenen Wochen gezielt trainiert, weshalb ich mich relativ nahe an der Fehlerschwelle befand. Ein äußerer Einfluss, ein Wochendausflug, versetzte mich in größeren Stress, und dadurch bewegte ich mich noch näher an die Fehlerschwelle heran. Deshalb schrieb ich am nächsten Tag fast das Vierfache des normalen Pensums. Interessanterweise sind diese Einträge, im Nachhinein betrachtet, die qualitativ hochwertigsten (zumindest in meinen Augen).

Unglücklicherweise setzten zur selben Zeit verschiedene Psychosesymptome ein. Plötzlich fing ich nicht nur an, über Inhalte der Schizophrenietheorie wild zu assoziieren, sondern ich bezog auch meine Umgebung in die Assoziationen mit ein und spann daraus wilde Verschwörungstheorien. Der Stress wirkte sich hierbei vermutlich zusätzlich stimulierend aus. Obwohl ich immer psychotischer wurde, konnte ich – zumindest an einigen Tagen – meine Kreativität aufrechterhalten. Dann ertrug ich jedoch die Angst und die anderen Symptome nicht mehr und vertraute mich den Ärzten an, die meine Medikamentendosis verdoppelten. Dadurch verschwanden die Symptome, aber mit ihnen verschwand auch meine Kreativität.

Ich interpretiere das so, dass ich auf dem Fehlerratengraph deutlich weiter nach links unten gerutscht bin. Von da an schrieb ich für mehrere Wochen kaum etwas, war aber weitestgehend symptomfrei. Anschließend war ich lange Zeit psychosefrei und schrieb hin und wieder etwas, war aber nicht mehr so kreativ. Vor Kurzem war ich wieder sehr psychosenahe, aber gar nicht kreativ. Da ich mich in den Wochen zuvor mit ganz anderen Dingen beschäftigt hatte als mit der Theorie der Psychose, waren auch die Inhalte meiner Assoziationen andere.

Zum Abschluss noch ein kleines Gedankenexperiment zum Thema Kreativität. Stellen Sie sich einen Mann vor, der ein enormes Musikverständnis hat und ein begnadeter Musiker ist. Doch dieser Mann hört nicht mehr gut. Wenn man dieses musikalische Genie nun vor dem Hintergrund der zuvor dargestellten Theorie betrachtet, dann könnte man folgende Schlüsse ziehen: Der Mann hat ein enormes musikalisches Talent. Es befindet sich auf der Fehlerkurve nahe an der kritischen Schwelle, jedoch ein Stück weiter davon entfernt als sein Hörvermögen. Indem er sein Musikverständnis immer mehr gesteigert hat, hat er vielleicht sein Hörvermögen in den kritischen Bereich geschoben, bis es schließlich die Fehlerschwelle überschritten hat. Aus diesem Grund ist er vermutlich nicht mehr in der Lage, akustische Sinneseindrücke mental zu verarbeiten. Auf einen Außenstehenden macht er den Eindruck, als sei er taub. Gleichzeitig befindet sich aber seine Fähigkeit »Musikverständnis« ganz dicht an der Fehlerschwelle in jenem genialen Spot. Aus diesem Grund kann er geniale Musik komponieren.

Auch Autisten haben ganz häufig solche genialen Spots. Im Vergleich zu anderen Menschen sind Autisten in vielen Bereichen eingeschränkt, insbesondere was ihre Fähigkeiten zu Kommunikation und Kontakt mit ihren Mitmenschen angeht. Sie verfügen jedoch über Inselbegabungen, Fähigkeiten, in denen sie absolut genial sind. So können sie etwa komplizierteste Rechenaufgaben in Sekundenschnelle lösen oder sich mit einem einzigen Blick ganze Telefonbuchseiten merken. Aber was hat dies mit dem Fehlerratenmodell zu tun?

Ich denke, dass hier der gleiche Mechanismus zu Grunde liegt, wie ich ihn am Beispiel des genialen Musikers erläutert habe. Bei den »Savants«, wie man sie auch nennt, liegt eine Begabung am genialen Spot. Von ihren weiteren Fähigkeiten liegen manche auf der linken Seite der Fehlerkurve, andere jedoch auf der rechten Seite, jenseits der Fehlerschwelle. Diese äußern sich als Beeinträchtigungen. Zwischen den Fähigkeiten auf der linken Seite der Fehlerkurve und jenen auf der rechten Seite liegt manchmal eine Fähigkeit genau auf dem genialen Spot, direkt an der Fehlerschwelle. In dieser Fähigkeit zeigen die Savants eine enorme Begabung. In diesem quasistabilen Zustand verharren sie und sträuben sich gegen alles, was eine Veränderung und damit eine Bewegung einer weiteren Eigenschaft über die Fehlerschwelle bedeuten könnte.

Diese Zusammenhänge kann man auch im Stress-Vulnerabilitätsmodell darstellen. Dort liegt ein Teil der Fähigkeiten unterhalb der Grenze, ein anderer Teil darüber. Insgesamt könnte man sagen, dass die Fähigkeitswolke eines Autisten bzw. eines Menschen mit Asperger-Syndrom von vorneherein weiter rechts im Stress-Vulnerabilitätsplot liegt als die von Schizophrenen und diese wiederum weiter rechts als jene von Normalen.

Abbildung 14 zeigt, wie man sich eine Verteilung der Fähigkeitswolken von Menschen mit und ohne psychische Beeinträchtigung vorstellen kann.

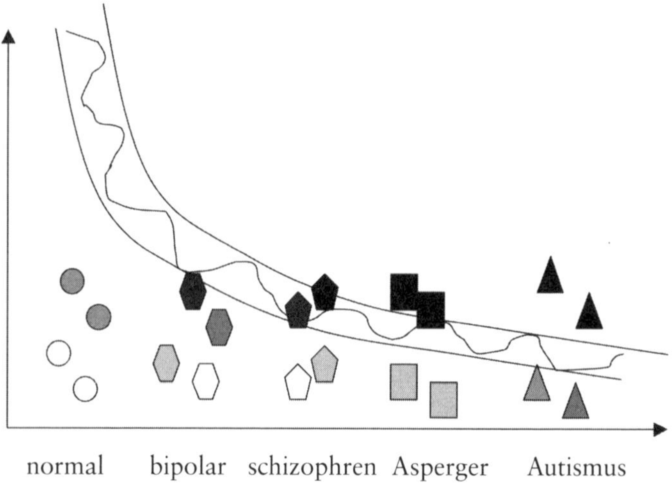

Abb. 14: Fähigkeitswolken im Stress-Vulnerabilitätsmodell

Zu guter Letzt möchte ich aus meinen theoretischen Darstellungen einige Schlussfolgerungen ziehen im Hinblick auf den Umgang mit der Schizophrenie. Auch wenn das bisher Gesagte rein hypothetisch ist und keinen Anspruch auf Wahrheit erhebt, kann man doch daraus ableiten, welche Bedingungen in der Phase des Krankheitsausbruches für einen Schizophrenen vorteilhaft wären.

Als Erstes ist es sinnvoll, Maßnahmen zu ergreifen, um die Angst zu vermindern. So wäre die Gabe von Angst lösenden Medikamenten (z.B. Tavor) schon in einem frühen Stadium der Psychose denkbar. Des Weiteren sollten Angst auslösende Reize möglichst minimiert werden. Hierzu muss man die Natur dieser Reize erkennen und sie etwa zum Gegenstand einer begleitenden Therapie machen.

Mindestens genauso wichtig ist es, die Vulnerabilität medikamentös zu verringern. Hierfür gibt es Haldol, das auf Grund seiner vielfältigen Nebenwirkungen langfristig durch ein anderes Medikament ersetzt werden sollte. Bei mir war das Zyprexa und später Risperdal. Aber bei den Medikamenten gibt es ständig Neuerungen, über die der Arzt oder der Psychiater bestens informiert ist.

Weiterhin hilfreich ist die Reduktion der auf den Schizophrenen einströmenden Informationen/Reize in akuten Phasen. Wenn ich zum Beispiel merke, dass die Assoziationsketten wieder gefährlich nahe an den Abgrund driften, stelle ich das Radio ab und reduziere meinen Fernsehkonsum so lange, bis Angst lösende Medikamente Wirkung gezeigt haben.

Ferner ist es ausgesprochen sinnvoll, sich auf die Fähigkeiten zu konzentrieren, welche Stärken darstellen. Hierfür sollte ein umfangreiches Fähigkeitsprofil und eine Stärkenanalyse angefertigt werden. Wenn man seine Stärken und Schwächen gut kennt, dann wird der Fokus nicht auf das gelegt, was man nicht kann, sondern auf das, was man gut kann, weil es einem leicht fällt. Etwa im Rahmen einer längerfristigen Therapie kann man dann klären, wie man sich seine Stärken für die Alltagsbewältigung konkret zunutze machen kann. Generell ist zu sagen, dass eine begleitende Verhaltenstherapie notwendig und sinnvoll ist.

Schließlich ist es wichtig, Informationen zu präsentieren, die einen hohen inneren Bezug besitzen. Auch die Bedeutung der Umgebung, in der Informationen präsentiert werden, sollte nicht unterschätzt werden. In einer Klinik etwa, die in einer ruhigeren Gegend situiert ist, strömen weniger störende Reize auf den Patienten ein. Darüber hinaus ist die Art der Präsentation von Informationen bedeutsam. Statt vielen und eher unzusammenhängenden Informationen sollten solche geliefert werden, die in ihrer Abfolge einen klaren Sinnbezug zueinander aufweisen. So lassen sie weniger Raum für eigene Sinnzuweisungen.

Zu einem späteren Zeitpunkt der Therapie sollte in Erwägung gezogen werden, das Beurteilen von echten und vermeintlichen Gefahrensituationen zu schulen. In einer kontrollierten Umgebung kann der Patient mit konkreten Gefahrensituationen konfrontiert werden und so unterscheiden lernen, welche tatsächlich gefährlich und welche ungefährlich sind.

Stress sollte ansonsten weitgehend vermieden werden, und der Erkrankte sollte, falls möglich, auf Rauchen und Glutamat im Essen verzichten – wegen der Wechselwirkung der Neurotransmitter Acetylcholin (Wirkstoff Nikotin) und Glutamat mit dem Dopamin über mögliche Transmitternetze.

Langfristig ist und bleibt neben der Stressreduktion (leider) das Wichtigste, seine Medikamente regelmäßig zu nehmen.

Lassen Sie mich zum Schluss noch einmal meine Hypothesen zusammenfassen.

Als Erstes stelle ich die Hypothese auf, dass es für das Dopamin, das für die Schizophrenie nachgewiesenermaßen eine wichtige Rolle spielt, einen Puffer gibt, der durch eine Folge von Angst auslösenden Stressreizen abgesättigt wird, wodurch der Schizophrene auf der Stress-Vulnerabilitätsskala in Bereiche befördert wird, in denen eine Psychose ausbrechen kann.

Eine weitere Hypothese ist, dass Angst beim Schizophrenen bewirkt, dass sich ein Filter öffnet, durch den mehr Informationen einströmen, weshalb sich der Fokus der Aufmerksamkeit hin zu angstbesetzten Assoziationen verschiebt. Durch dieses Mehr an Informationen bewegen sich mentale Fähigkeiten auf dem Fehlerratengraph immer weiter auf die Fehlerschwelle zu, die in der Psychose dann überschritten wird. Manche dieser Fähigkeiten sind verwandt und miteinander gekoppelt, sodass sie sich gegenseitig beeinflussen und näher an die Fehlerschwelle heranführen können. Dieser Mechanismus erklärt den Übergang vom normalen in den schizophrenen Zustand. Bei diesem Übergang wird oft auch ein genialer Spot durchschritten, bei dem geistige Höchstleistungen möglich sind. Auf andere psychische Krankheiten angewandt, erklärt dies u.a., warum Autisten oft Inseln der Hochbegabung besitzen.

Danksagung

Ich möchte dieses Buch nicht beschließen, ohne all den Menschen zu danken, die mich auf meinem bisherigen Weg begleitet haben und die zum Teil auch heute noch wichtige Freunde für mich sind. Diese wundervollen Freunde waren und sind mir eine sehr große Hilfe. Nun stehe ich vor der schwierigen Aufgabe, ihnen zu danken, ohne meine Identität preiszugeben. Ich hoffe, sie werden mir verzeihen, dass ich sie hier nicht namentlich erwähne, aber sie werden sich in den Beschreibungen wiedererkennen.

Zuallererst möchte ich meinen beiden tollen Freunden danken, die ich schon seit vielen Jahren (aus Schule und aus Studium) kenne und mit denen zusammen ich mehrere WM-Fußballspiele gesehen habe. Mich verbindet eine tiefe Freundschaft mit ihnen. Wir telefonieren viel miteinander, und ich versuche – obwohl wir weit entfernt voneinander leben – sie mehrmals im Jahr zu treffen. Diese Treffen sind die Höhepunkte meines Jahres. Ferner danke ich meinem Freund hier vor Ort, mit dem ich gelegentlich ein Bier trinken gehe, viele Jahre Badminton gespielt habe und gerne auch mal ein Spiel des lokalen Fußballvereins verfolge. Mit ihm verbringe ich gerne meine Zeit. Weiterhin danke ich der Freundin, mit der er ich eine Zeit zusammen in der Klinik verbracht habe. Auch zu ihr versuche ich den Kontakt zu halten. Ich freue mich immer, wenn ich bei ihr und ihren Töchtern bin. Auch einer alten Freundin, mit der ich fast jede Woche einmal telefoniere und die wie ich an Schizophrenie leidet, möchte ich danken. Es tut gut, sich in seinen seltsamen Gefühlen und Gedanken verstanden zu wissen. Nicht zuletzt danke ich meinen Kollegen, die mir immer geholfen haben, ein normales Leben zu führen.

Alle bisher Genannten mögen mir verzeihen, dass sie in diesem Buch nicht vorkommen, aber sie stellen mein normales Leben dar, während ich hier meine Krankheit beschreibe. Letztendlich sind sie der Grund, warum ich mich nicht von der Brücke stürze und weiterhin ein einigermaßen normales Leben führen kann.

Natürlich möchte ich mich bei einem Großteil der Menschen bedanken, die in diesem Buch vorkommen. Dies schließt ehemalige Freunde ein, zu denen ich heute keinen Kontakt mehr habe. Besonders hervorheben möchte ich »Mats«, der mich über eine lange Wegstrecke begleitet hat, insbesondere in den USA, und »Anke«, zu der ich immer noch eine freundschaftliche Beziehung habe. Außerdem möchte ich all meinen Verwandten danken: meinen Geschwistern, meiner Tante und ihrer Familie sowie all meinen Neffen und Nichten. Insbesondere danke ich meinem Bruder »Bert«, der nach wie vor im Haus meiner Familie wohnt und mir oft bei Computerproblemen geholfen hat. Ich danke meiner älteren Schwester, die als Ärztin für alternative Heilmethoden immer einen guten Rat für mich hat. Ganz besonders danke ich meiner anderen Schwester, die noch heute in meiner Heimatstadt wohnt. Sie ist mir immer ein sehr lieber Gesprächspartner.

Ganz besonders danke ich nochmals allen, die mein Manuskript gelesen und es kommentiert haben: meiner Nichte, meinen Schwestern, meiner Freundin, meiner Leidensgenossin, meiner Therapeutin aus der Klinik auf dem Land und dem Leiter der hiesigen Universitätspsychiatrie. Hervorheben möchte ich meinen jetzigen Therapeuten, der weder Zeit noch Mühen gescheut hat, mir bei meinem Manuskript zu helfen.

Ihm – wie allen meinen Therapeuten aus der Vergangenheit und Gegenwart – sei natürlich auch für ihre psychologische und psychiatrische Hilfe gedankt. Ebenso bedanke ich mich ganz herzlich bei meiner Lektorin, Frau H., die immer geduldig mit mir war und meinem Text noch Schliff verliehen hat. Vielen Dank auch allen anderen Mitarbeitern des Verlages.

Zum krönenden Abschluss möchte ich dem Menschen danken, der mir die meiste Kraft in meinem jetzigen Leben gibt und mit dem ich eine wunderschöne Zeit verbringe. »Alina«, Du weißt, wen ich meine. Dir, Deiner Familie und Deinen Freunden, die mich hier so herzlich aufgenommen haben, meinen allerallerliebsten Dank. Ihr alle seid der Kitt, der mein Leben zusammenhält. Mit Euch tollen Freunden ist das Leben, selbst wenn es so schräg ist wie meins, lebenswert.